KATHARINA MIDDENDORF

Das kleine Chakren-Handbuch

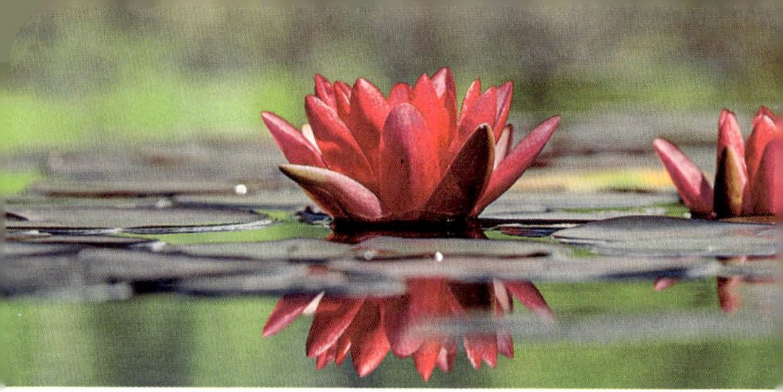

DAS CHAKRENSYSTEM

DIE CHAKREN REGULIEREN

DER INNEREN FÜHRUNG FOLGEN

SICH SICHER FÜHLEN

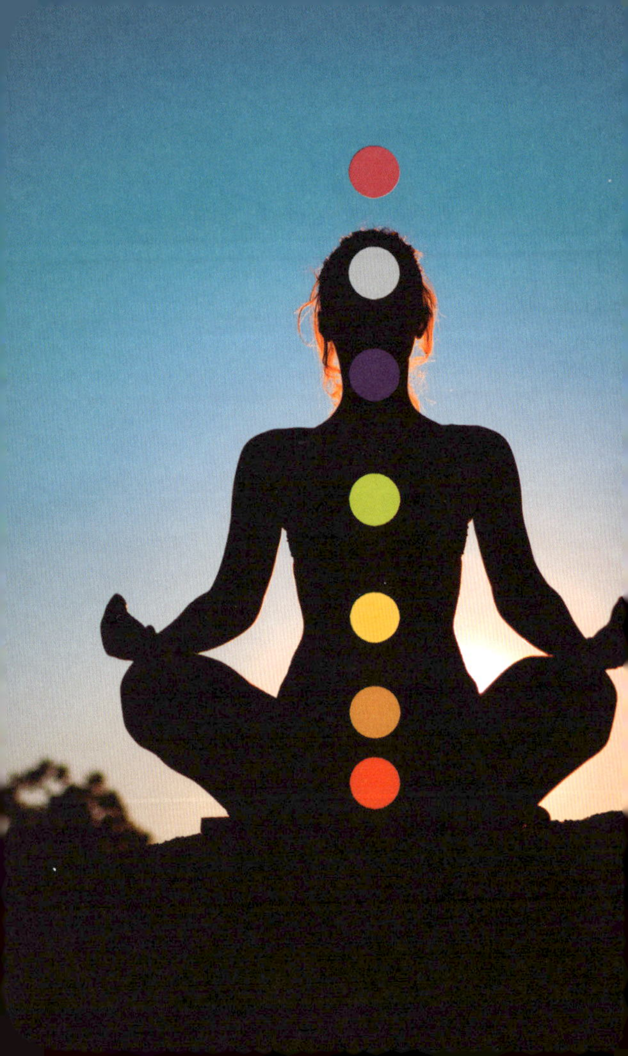

Das Chakrensystem

HERZLICH WILLKOMMEN!

Chakren sind geheimnisvoll. Wie unsere Persönlichkeit. Chakren sind bunt. Wie wir. Und weder Chakren noch unsere Persönlichkeit sind auf den ersten Blick sichtbar, dabei aber dennoch spürbar vorhanden. Und genau das macht es so spannend, die Persönlichkeit und die Chakren miteinander in Verbindung zu setzen. Denn so können wir viel über unsere Einzigartigkeit und die Einzigartigkeit der anderen lernen. Das kann uns dabei helfen, uns wieder und immer stärker verbunden zu fühlen, mit uns selbst und mit anderen Menschen. Dieses Buch trägt dazu bei, dass wir mehr in Beziehung treten können, indem es zeigt, wie vielfältig und gleichzeitig individuell wir Menschen sind. Durch dieses Buch können Sie lernen, sich selbst und andere nicht mehr als fremd zu erleben, sondern als miteinander verbundene Wesen, die jeweils mit anderen Qualitäten und Herausforderungen ausgestattet sind.

EINES WIE KEINES

Chakra bedeutet übersetzt aus dem Sanskrit wörtlich: Rad. Und dahinter verbirgt sich eine komplexe und dabei sehr zugängliche Lehre, die von vielen Kulturkreisen seit Jahrtausenden zunächst mündlich und dann auch schriftlich überliefert wurde. So finden sich die Chakren nicht nur im

Yoga, sondern auch im tantrischen Hinduismus, im Vajrayana-Buddhismus sowie in esoterischen Lehren weiterer Kulturen. Auch wenn Anzahl und Symbolik der Chakren voneinander abweichen, so betrachten doch alle Lehren die Chakren als Energiezentren, die man nicht sehen, aber auf verschiedenen Ebenen – der physischen, der mentalen oder der spirituellen – spüren kann. Ziel ist es, diese drei Bereiche im Menschen zu harmonisieren, damit wir ein ausgeglichenes Leben führen und uns in unserem Bewusstsein weiterentwickeln können.

Philosophie und Symbolik

Jedes Chakra verfügt über ganz eigene Charakteristika, die sich in verschiedensten Bereichen ausdrücken. Physisch ist jedes Chakra in einer bestimmten Körperregion zu finden und einem jeweils anderen Sinnesorgan zugeordnet. Auf visueller Ebene verfügen sie jeweils zum Beispiel über eine eigene Farbe und eine eigene Symbolsprache. In psychologischer Hinsicht trägt jedes Chakra unterschiedliche Qualitäten und Entfaltungsspielräume in sich. Diese Besonderheiten, die in ihrem Gesamtbild helfen, das jeweilige Chakra besser zu verstehen, sind in diesem Buch erklärt und für eine gute Übersicht am Ende jedes Chakrenkapitels (ab Seite 16) zusammengefasst.

Die Chakrenpersönlichkeit

Man hört oft, dass ein Chakra »offen« sein sollte oder »Blockaden« einen freien Fluss verhindern. Aber wann ist ein Chakra offen, und was sind Blockaden? Die Chakrenphilosophie bezieht sich auf zwei verschiedene Felder:

- das physische und
- das psychologische.

Im ersten Fall geht es um die Zusammenhänge zwischen Körperteilen, Krankheiten und die dazugehörigen Chakren, im zweiten um die Dimension der Psyche und den Zusammenhang der Chakren als Bereiche unserer Persönlichkeit.
In den folgenden Kapiteln setzt jeweils der theoretische Teil den Fokus auf die philosophische und psychologische Dimension. Sie zu verstehen, kann helfen, besser mit den Anforderungen des Alltags zurechtzukommen. Es folgen dann jeweils Körper- und Geistesübungen, die dafür sorgen, dass das zuvor Gelesene in der Praxis körperlich erfahrbar werden und auf diese Weise sogar körperlich wirken kann (ohne hier einen Anspruch auf Heilung stellen zu wollen).
In der Yoga-Psychologie heißt es, dass jeder Mensch mit einem oder zwei besonders ausgeprägten Chakren auf die Welt kommt, die ihn im Laufe seines Lebens und seiner Entwicklung maßgeblich begleiten. Damit ist gemeint, dass hier sei-

Chakrenqualitäten und ihre Schatten

1. *Mooladhara Chakra: Vertrauen / Angst*
2. *Swadhisthana Chakra: Sinnlichkeit / Scham*
3. *Manipura Chakra: Lebenskraft / Dominanz*
4. *Anahata Chakra: Empathie / Egozentrik*
5. *Vishuddi Chakra: Klarheit / Engstirnigkeit*
6. *Ajna Chakra: Intuition / Größenwahn*
7. *Sahasrara Chakra: Transzendenz*

ne größten Stärken liegen, aber vielleicht auch die meisten inneren Kämpfe stattfinden. Spannend wird es, wenn zwei Menschen aufeinandertreffen, deren Individualität auf ganz unterschiedlichen Chakren beruht. Chakrenwissen kann hier vieles ins rechte Licht setzen, und manchmal liegt die Lösung dann darin, über ein weiteres Chakra miteinander in Verbindung zu treten.

ZUSAMMEN SIND SIE STÄRKER

Bei aller Einzigartigkeit der Chakren bilden sie zusammen ein ganz fein aufeinander abgestimmtes System mit unglaublicher Wirkungskraft. Im Yoga, insbesondere im Kundalini Yoga, geht man davon aus, dass der Mensch durch eine Energie – Kundalini (Sanskrit für: die Aufgerollte, die schlafende Schlangenkraft) – in einen Zustand der absoluten Ausgewogenheit kommen kann. Und um diesen zu erreichen, sind die Chakren von fundamentaler Bedeutung. Die schlafende Schlange, die im Wurzelchakra (Mooladhara) ruht, kann durch Übungen erweckt werden und nach oben bis zum Kronenchakra (Sahasrara) aufsteigen. Auf dem Weg zu Ausgewogenheit, Entspannung, Stille oder Erleuchtung – für diesen finalen Zustand gibt es unterschiedliche Begriffe – muss sie die entlang der Wirbelsäule aufeinanderfolgenden Chakren durchlaufen. An jeder Station kann sie wieder auf die vorherige Stufe zurückfallen oder die nächste erklimmen, was davon abhängt, ob das Bewusstsein so weit mit den Anforderungen des Chakras im Einklang oder zumindest im Dialog ist, dass immer weniger Verdrängtes oder Ungeliebtes im Dunklen schlummert und den Weg zu mehr Erkenntnis versperren könnte.

Die Chakrenleiter

Am besten ist der Zusammenhang zwischen den Chakren anhand eines kleinen Fragenreigens erklärt: Wie soll man genießen können (Qualität des 2. Chakras), wenn man voller Angst ist und sich nicht sicher fühlt (Schattenseite des 1. Chakras)? Wie soll man auf der Basis dieser existenziellen Unsicherheit und einer angezogenen Handbremse in Sinnesfreuden (Schatten des 1. und 2. Chakras), Dinge mit Lebensfreude in die Tat umsetzen (Qualität des 3. Chakras)? Wie kann man für an-

dere sorgen und seine Empathie uneigennützig ausdrücken (4. Chakra), wenn man vorher noch nicht für sich gesorgt hat und die Ressourcen leer sind? Und wie soll man klar und gewaltfrei kommunizieren (5. Chakra), wenn man für den anderen überhaupt keinen Raum hat? Wie sollen sich Visionen zeigen können und Intuition spürbar werden (6. Chakra), wenn man damit beschäftigt ist, physisch und psychisch zu überleben? Und wie soll ein Gefühl von Verbundenheit entstehen können (7. Chakra), wenn sich all die genannten Aspekte wie im Krieg gegenüberstehen?
Kundalini ist also nicht nur eine physisch erlebbare Energieform, sondern auch eine psychologische Kraft, die uns helfen kann, den Zustand der Verbundenheit und eine neue Stufe des Bewusstseins zu erlangen. Bei aller Entwicklung aber, die wir im Prozess der Chakrenleiter gehen – am Ende lösen wir uns nicht in der Transzendenz auf. Vielmehr nehmen wir alles Gelernte wieder mit hinab, indem wir das gewachsene Bewusstsein zurückintegrieren in unser weltliches Leben.

WIE SIE MIT DEM BUCH ÜBEN

Dieses Buch bietet für jedes Chakra, nachdem dieses in Symbolik und Psychologie vorgestellt wurde, Yogaübungen und eine Meditation, die leicht im Alltag ausgeführt werden können. Die Übungen sind als Sequenzen komponiert, die im Zusammenspiel wie eine einzige Yogaübung wirken. Mit jeder Ein- und mit jeder Ausatmung bewegt sich der Körper ein Stück weiter in die Tiefen des Chakras hinein. Die Übungen öffnen Bereiche in Körper und Geist, die mit dem jeweiligen Chakra korrespondieren. Sie entfalten ihre Wirkung, indem sie Raum für das eigene Empfinden und die fast unbewusst ablaufende Selbstregulation in diesem Chakra ermöglichen. Die Weiterentwicklung oder Heilung läuft demnach fast von alleine ab, weil der Kopf außen vor bleibt und die Ebene des Spürens ganz undogmatisch aktiviert wird.

Wer langsam einsteigen oder sich auf ein bestimmtes Chakra konzentrieren möchte, kann die Übungssequenzen zunächst einzeln ausführen und mehrmals wiederholen. Wie beschrieben, handelt es sich bei der Evolution des Bewusstseins zwar um eine hierarchische Arbeit, die von unten nach oben läuft. Das bedeutet aber nicht, dass man nicht auch in einzelnen Sequenzen einfach hineinspringen kann, weil man spürt, dass hier gerade etwas ist, was sich nicht gut anfühlt.

Zur Reihenfolge der Kapitel

Die Erklärungen zu den Chakren samt Übungssequenzen und Meditationen beginnen in diesem Buch mit dem 6. Chakra (Ajna), weil es eine

Grundvoraussetzung für den Umgang mit den anderen Chakren darstellt. Denn wenn man nicht gelernt hat, zu beobachten und sich von seiner Intuition oder inneren Stimme führen zu lassen, dann werden die Übungen auf den anderen Chakrenebenen nicht so tief wirken können, wie es wünschenswert ist. Das 6. Chakra läuft somit unbemerkt bei allen anderen Sequenzen immer mit. Aus diesen beiden Gründen ist ihm das erste Kapitel gewidmet – so, wie es auch die Lehre des Yogameisters Swami Satyananda und der von ihm gegründeten Bihar School of Yoga vorsieht.

Zu den Yogaübungen

Die Yogasequenzen werden Schritt für Schritt anhand von Abbildungen beschrieben. Sie können von Anfängern wie Fortgeschrittenen ausgeführt werden, und ihre Wirkung liegt – wie so oft beim Yoga – im Erfahrungsraum jedes Einzelnen und ist abhängig von der jeweiligen Tagesverfassung. Freuen Sie sich auf ein buntes Programm an Wissen und Praxis, das Sie sicher auf Ihrem Weg begleiten kann. Vielleicht werden Sie am Ende erstaunt sein, wie vielfältig Sie sind, wie viele Schätze und Geheimnisse in Ihnen liegen und wie viel Spaß es machen kann, diese Geheimnisse zu lüften und diese Schätze zu bergen.
Viel Freude!

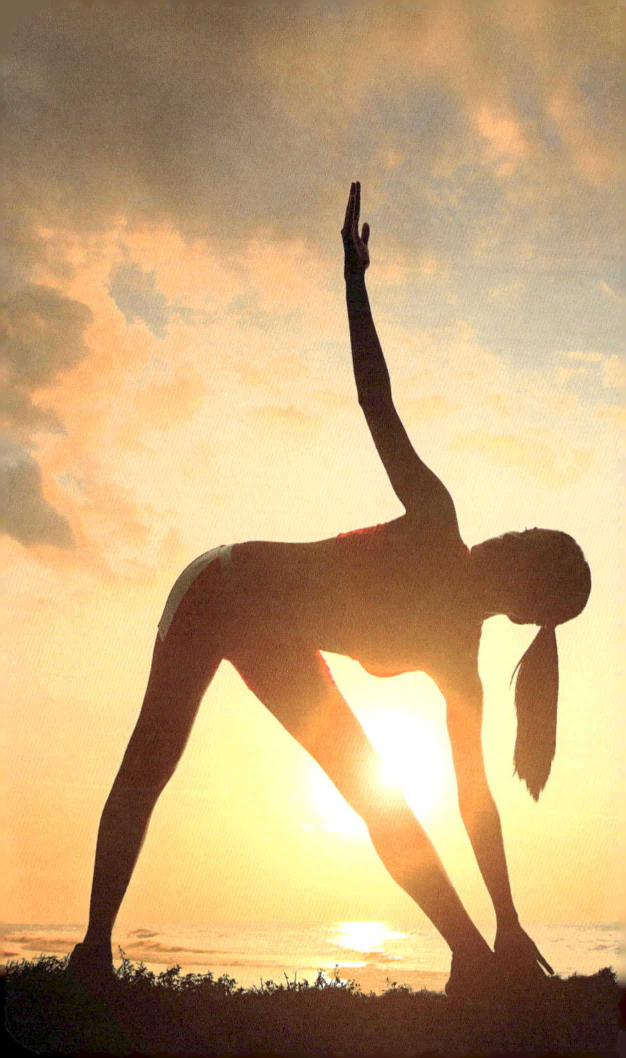

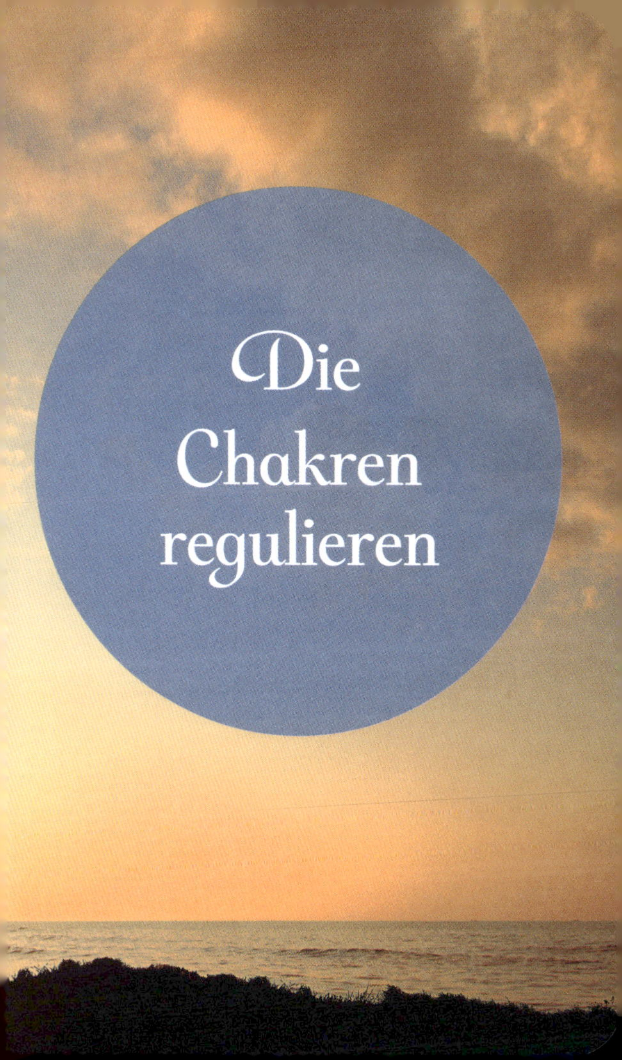

Die Chakren regulieren

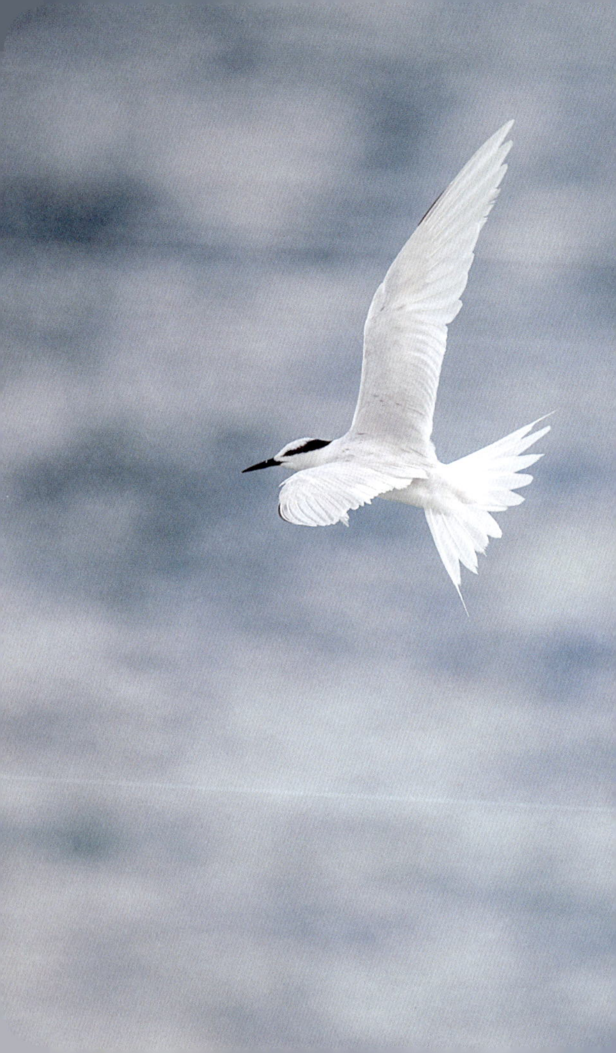

Der inneren Führung folgen

Intuition ist ein wichtiger Wegweiser durch das Leben. Verschaffen Sie dieser inneren Stimme immer wieder Gehör.

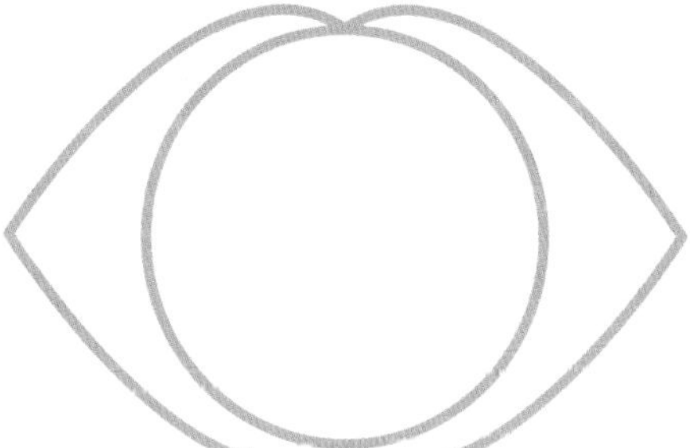

Ajna Chakra

Ein Chakra, das Zugang zu einer intuitiven Welt bietet und dabei animiert, mit klarem Verstand durch den Alltag zu navigieren

Die Bedeutung von Ajna aus dem Sanskrit ist: Kommando, Befehl. Das ist eine recht hart klingende Übersetzung, die im Kern ausdrückt, dass der Mensch von diesem Punkt aus geführt wird, jedoch viel nachgiebiger gemeint ist, als es zunächst klingen mag. Ein anderer Begriff für dieses Chakra ist Guruchakra. Die Bezeichnung Guru (Lehrer) spielt auf das höhere Selbst an, über das jeder Mensch verfügt und das an dieser Stelle das Sagen hat – wenn man es denn hört.

DAS TOR ZUR INNEREN STIMME

Ajna Chakra ist der Ort der inneren Stimme, und da ist es ganz passend, dass der im Yoga oft verwendete Klang OM das »Haus und Hof«-Mantra dieses Chakras ist. Denn OM ist in der Yogatradition der Klang des unendlichen Bewusstseins und damit eines Zustands, der sich jeder rationalen Logik entzieht, weil er einfach aus sich heraus existiert. Und genauso verhält es sich mit der inneren Führung beziehungsweise dem höheren Selbst: Man weiß, dass es sich richtig anfühlt,

kann aber nicht genau erklären, warum. Die psychologische Stärke liegt somit im Zugang zu unserer Weisheit, Intuition und Weitsicht, wobei die Gefahr, sich selbst aufzulösen oder in Fatalismus zu verfallen, unmittelbar daneben liegt.
Eine Beschäftigung mit diesem Chakra kann besonders in Umbruchphasen helfen, seine innere Führung an anderer Stelle zu suchen als in Pro-und-Kontra-Listen. Ebenso kann das Ajna Chakra, das auch drittes Auge genannt wird, dahingehend augenöffnend wirken, dass es im Leben viel weniger auf die persönliche Sicht der Dinge ankommt als auf einen höheren Zusammenhang, den zu erklären zwar nicht möglich ist, den man aber – mit ein bisschen Übung – dennoch wahrnehmen kann.

Aus zwei wird eins

In der Symbolik des Ajna Chakras wird die Bedeutung des höheren Selbst – und damit die Auflösung individueller Beweggründe – ganz unterschiedlich visualisiert und dargestellt. Zunächst ist spannend, dass dieses Chakra keinem klassischen Element mehr zugeordnet ist, sondern durch die Ebene des Geistes charakterisiert wird, die anders als die Elemente vorher nicht mehr greifbar ist. Es findet sich auch kein Tier in der Symbolik, denn auch das wäre viel zu materiell für dieses feinstoff-

liche Chakra. Als geometrische Figur dient der Kreis als Zeichen für die Unendlichkeit und als Zeichen für den leeren Raum, der als Tor zur Meditation und damit zur Stille gilt. Die Farbe Silber/Grau als Farbton, dem jedes greifbare Pigment zu fehlen schein, symbolisiert ebenfalls diese Durchlässigkeit zwischen den Welten.
Die zwei Blütenblätter der Lotusblüte versinnbildlichen zwei elementare Lebenskräfte: die passive/weibliche Kraft (Ida) und die aktive/männliche Kraft (Pingala). Die Tatsache, dass beide hier zusammenfließen zeigt, dass im Ajna Chakra jegliche Form von Dualität ihr Ende findet und sich an diesem Tor zur Einheit bündelt. Der Begriff der Einheit wird oft als ein Ziel des Yoga beschrieben, was sich hier im Ajna Chakra durch die Zusammenführung der Polaritäten des Lebens zeigt.

Mitten im Kopf

Die körperliche Dimension des Ajna Chakras oder dritten Auges ist im Mittelhirn und dort im verlängerten Mark verortet. Damit ist es das Chakra mit dem höchsten Punkt an der Wirbelsäule und mit der größten Nähe zu unserem Gehirn. Ebenso soll dieser Punkt eng verbunden sein mit der Zirbeldrüse, einem wichtigen Organ, das für die Ausschüttung von Melatonin zuständig ist. Dieses Hormon regelt unseren Wach-Schlaf-

Rhythmus und sorgt dafür, dass Menschen, die meditieren, meistens weniger Schlaf benötigen, wacher sind und weniger unter Müdigkeit und Erschöpfung leiden als andere. Der Aktivierungspunkt (die Chakren verfügen über einen äußeren Berührungspunkt am Körper, der mit den innenliegenden Chakrenbereichen an der Wirbelsäule korrespondiert und es ermöglicht, auch von außen direkt einzuwirken) des Ajna Chakras befindet sich am Augenbrauenzentrum, also über der Nase zwischen den Brauen.

Chakrensymbolik auf einen Blick

- *Name: Ajna Chakra*
- *Andere Bezeichnungen: Guruchakra, drittes Auge*
- *Bedeutung: Kommando, Befehl*
- *Qualitäten: Weisheit, Intuition, Weitsicht*
- *Schattenseiten: Auflösung, Abhängigkeit, Fatalismus*
- *Element: Geist*
- *Chakrentier: keins*
- *Geometrische Form: Kreis*
- *Farbe: Silber/Grau*
- *Lotusblätter: 2*
- *Sitz: Mittelhirn*
- *Aktivierungspunkt: Augenbrauenzentrum*
- *Sinn, Sinnesorgan: Geist*

INTUITION ALS RICHTSCHNUR UNSERES LEBENS

Intuition und Instinkte sind zwei verschiedene Dinge. Während die Instinkte unserer animalischen Natur zugeordnet und im Hirnstamm, dem ältesten und tiefstliegenden Teil des menschlichen Gehirns, verortet sind, wird die Intuitionsfähigkeit dem Neokortex, dem jüngsten Teil der Großhirnrinde, zugeschrieben. Er gilt als der Sitz der Persönlichkeit und des Sozialverhaltens. Umgangssprachlich betrachtet haben Instinkte mehr mit »den Braten riechen« zu tun, zur Intuition passt eher die Redewendung »den sechsten Sinn haben«. Menschen, die telepathische Fähigkeiten aufweisen, wird deshalb oft eine starke Ausprägung des Ajna Chakras zugeschrieben.
Doch Vorsicht, denn wenn es um Übersinnlichkeit geht oder sich jemand seiner Sache ganz sicher ist, weil er oder sie »das so spürt«, müssen wir uns immer fragen, ob diese Form der Intuition nicht vielleicht aus einem persönlichen Interesse, aus Angst oder aus Größenwahn erwächst. Das Interessante ist, das genau für diese Überprüfung das gleiche Chakra verantwortlich ist. Denn neben der Intuition ist im Ajna Chakra auch der Intellekt zu Hause und damit die Fähigkeit, aus dem gesunden Menschenverstand heraus zu handeln. Das aber ist nicht immer einfach, weil man mit mes-

serscharfem Geist eine kaum greifbare Ebene erfassen muss, ohne diese aus Angst oder Machtstreben heraus mehr oder weniger bewusst zu ignorieren oder zu missbrauchen. Spürt man etwa ein Unbehagen, das immer dann auftaucht, wenn man gerade entspannt ist, kann man davon ausgehen, dass die Intuition hier gute Dienste leistet, indem sie uns zeigt, dass etwas nicht stimmt.

Intellekt und Intuition im Dialog

In der Regel setzt nun der Verstand ein und schlägt Gründe für unser Unbehagen vor, die wir jedoch gut überprüfen sollten. Denn der Intellekt ist meistens recht schnell mit großen Lösungen oder Beschwichtigungen bei der Hand, und verfrühtes Handeln kann dann fatale Auswirkungen haben, etwa Trennung oder Berufswechsel. Während Intuition ein unkonkretes Gefühl ist, das uns wach macht, ist der Intellekt die Kraft, die uns hilft, die Warnung oder den Hinweis so umzusetzen, dass das Unbehagen sich auflösen kann. Und jetzt wird es richtig spannend, denn woher weiß man, dass der Intellekt die richtigen Antworten vorschlägt? Es ist ein bisschen wie die Katze, die sich in den Schwanz beißt, denn die Überprüfungsinstanz ist wieder die Intuition, weil sie angebunden ist an unser höheres Selbst und einschätzen kann, ob die Lösung aus dem Besten in uns kommt und ob sie zuträglich ist für unsere Umgebung. Wir müssen uns also auf einen stetigen Dialog einlassen zwischen Intuition und Intellekt und zum einen der Intuition Glauben schenken, während wir den Intellekt als Antwortgeber nutzen, der wiederum durch die Intuition geprüft wird. Und das alles wird überwacht von dem höheren Selbst oder dem Besten in uns.

Weite und Konzentration erreichen

Diese Komplexität des Kreislaufs zeigt, wie wichtig es ist zu üben – auf der Yogamatte wie im Leben! Denn erst durch das Trainieren von Beobachtungs- und Unterscheidungskraft lernen wir, offen zu sein und gleichzeitig kristallklar zu denken. Das Ajna Chakra ist das Tor zur Meditation, und wenn man Menschen von ihren Meditationserlebnissen sprechen hört, fallen nicht selten diese beiden Wörter: Weite und Konzentration. Das sind zwei scheinbar konträre Begriffe, die hier zusammentreffen. Doch genau das ist die Qualität des Ajna Chakras: die Dualität zusammenzuführen. Und je mehr wir den Dialog zwischen Intuition und Intellekt üben, desto mehr wird er sich zu einem Ganzen fügen, von dem man dann sicher sein kann, dass es der inneren Führung folgt. Das heißt, wir geben nicht Verantwortung ab an eine höhere Wirklichkeit oder verleugnen diese, sondern sehen uns als Teil einer höheren Wirklichkeit. Das Ajna Chakra ist somit die höchste Stufe der Wahrnehmung im Yoga und gleichzeitig das Fundament jeglicher Praxis. Denn nur wenn man beobachten und unterscheiden kann, sind die anderen Chakren eine Quelle der Inspiration und nicht der Überforderung. Aus diesem Grund steht das Ajna Chakra in diesem Buch am Anfang.

Intuition im Alltag anwenden

- Erleben Sie immer wieder ein Gefühl der Unzufriedenheit, wenn alles in Ordnung zu sein scheint, untersuchen Sie dieses Gefühl.
- Suchen Sie auf verschiedenen Wegen nach einer möglichen Ursache, etwa indem Sie Yoga machen oder meditieren.
- Achten Sie in klärenden Gesprächen darauf, dass der Intellekt nicht überhandnimmt und immer wieder Momente der Stille entstehen.
- Bei großen Umbrüchen kann es sein, dass Sie sehr unruhig werden und keinen Zugang zu Ihrer Intuition und Ihrem Intellekt finden. In diesem Fall widmen Sie sich der Selbstberuhigung (Mooladhara Chakra ab Seite 35).
- Hat jemand in Bezug auf Sie eine bestimmte Intuition, prüfen Sie die Beweggründe, denn Intuition ist bis auf wenige Ausnahmen eine sehr persönliche Angelegenheit.

Ajna Yogasequenz

Diese Übungssequenz setzt sich aus drei Asanas zusammen, die jeweils im Fluss von Ein- und Ausatmung durchgeführt werden: ❶ und ❷ Marjari Asana (Haltung der sich streckenden Katze), ❸ und ❹ Vyaghrasana (Tigerhaltung), ❺ und ❻ Shashankasana (Mond- oder Hasenhaltung).

- Kommen Sie zunächst in den Vierfüßlerstand, indem Sie die Knie unter den Hüften und die Hände unter den Schultern auf dem Boden platzieren. In dieser Ausgangshaltung verläuft Ihr Rücken parallel zum Boden, der Kopf, mit entspanntem Nacken, verlängert die Wirbelsäule.
- Zur Entlastung von Händen und Knien können Sie eine gefaltete Decke unterlegen.

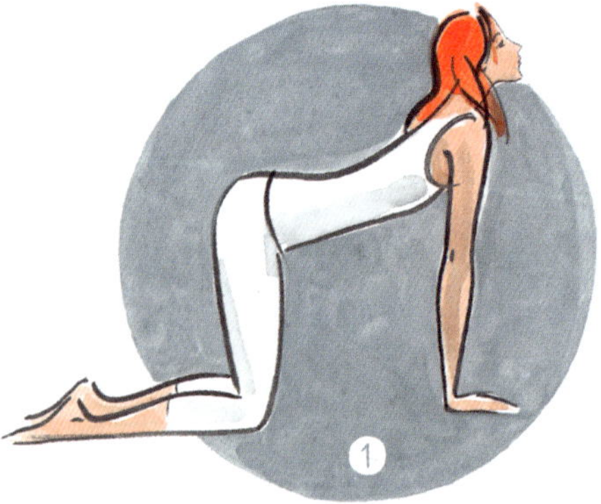

MARJARI ASANA

- Einatmung: Heben Sie den Kopf leicht in den Nacken und lassen Sie vom dritten Auge aus die Wirbelsäule vom oberen über den mittleren Rücken bis zum Becken dieser rollenden Bewegung folgen, bis sich der Rücken in einer konkaven Wölbung (Hohlkreuz) befindet. ❶
- Ausatmung: Neigen Sie Ihren Kopf nach unten, bis das Kinn fast das Brustbein berührt. Lassen Sie, vom dritten Auge (zwischen den Brauen) geführt, die Bewegung der Wirbelsäule über den oberen, mittleren und unteren Rücken weiterlaufen, bis sich der Rücken konvex nach oben wölbt (Katzenbuckel). ❷

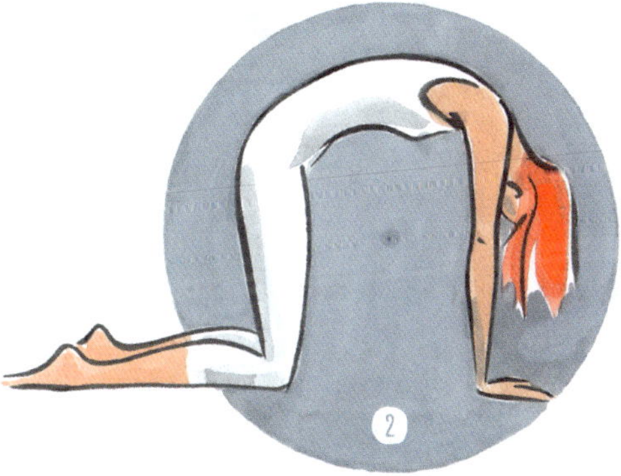

VYAGHRASANA

- Einatmung: Kehren Sie in die Ausgangsposition mit geradem Rücken zurück (siehe Seite 26) und strecken Sie das rechte Bein auf Hüfthöhe nach hinten aus. Dann beugen Sie in der gehaltenen Stille der Einatmung das rechte Knie, strecken die Zehen Richtung Hinterkopf, wölben den Rücken nach unten und führen den Kopf in den Nacken, als ob Sie mit dem Hinterkopf Ihre Zehen berühren wollten. 3
- Ausatmung: Führen Sie das gebeugte rechte Bein nach unten. Lassen Sie zu, dass der Rücken sich nach oben wölbt, und intensivieren Sie die Wölbung, indem Sie versuchen, mit der Nase das Knie zu berühren. Wenn Sie möchten, dann können Sie hier gerne für einige Momente in die Atemstille kommen. 4

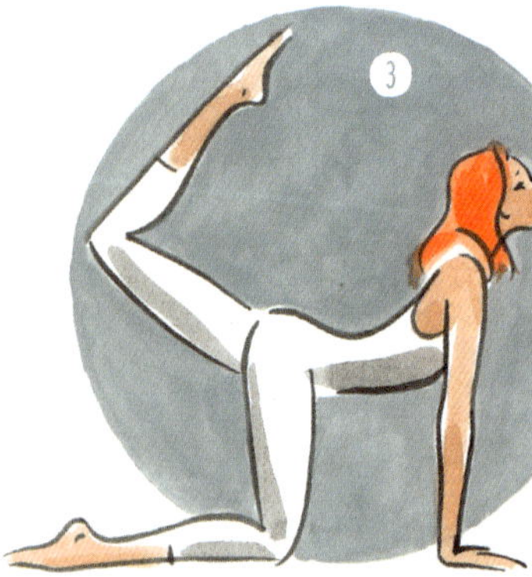

Hinweise zu Ablauf und Achtsamkeit

- *In allen Übungen dieser Sequenz führt das Augenbrauenzentrum die Bewegung an, was bei Marjari Asana und Vyaghrasana ungewohnt sein kann, weil diese normalerweise vom Becken her ausgeführt werden. Gehen Sie Wirbel für Wirbel durch die Asanas und genießen Sie ganz bewusst jeden einzelnen Schritt auf der Reise in die vollständige Bewegung hinein.*
- *Nehmen Sie die mentale Ruhe wahr, die von den Übungen ausgeht. Vielleicht spüren Sie eine Leichtigkeit im Kopf? Sollten Sie aber durch die Bewegungen aus dem inneren Gleichgewicht geraten, denken Sie an die Philosophie des Ajna Chakras: die innere Führung übernehmen lassen.*

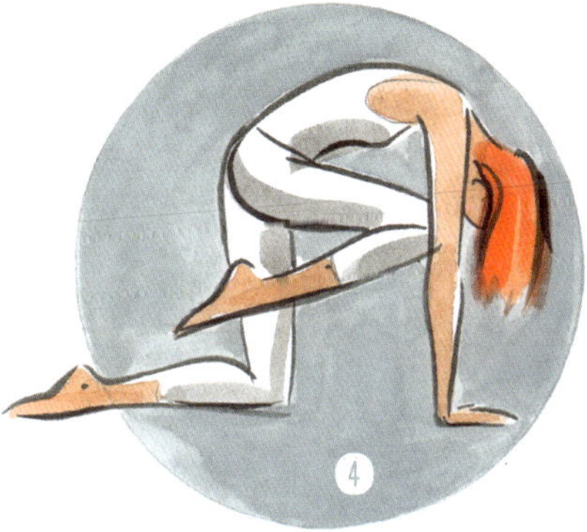

SHASHANKASANA

- Einatmung: Lassen Sie aus der Position des Vierfüßlerstandes das Gesäß nach hinten auf die Fersen sinken in den Fersensitz. Heben Sie die gestreckten Arme nach oben, wobei die Handflächen nach vorne zeigen. Schließen Sie hier gerne die Augen und spüren Sie zum Punkt zwischen den Augenbrauen. 5
- Ausatmung: Beugen Sie den Oberkörper aus den Hüften nach vorne Richtung Boden. Berühren Sie zunächst mit den Handflächen den Boden, dann mit der Stirn und zuletzt mit den Unterarmen. 6

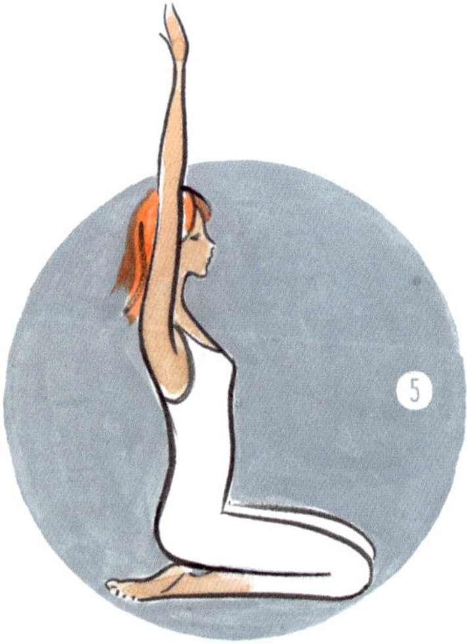

- Lösen Sie sich zum Abschluss mit einer Einatmung in gleicher Reihenfolge 6 vom Boden und heben Sie den Oberkörper. Lassen Sie die Hände auf die Oberschenkel sinken und öffnen Sie die Augen. Kommen Sie direkt in die anschließende Mooladhara Chakra Sequenz oder wiederholen Sie diese Reihe noch ein paar Mal. Heben Sie bei 3 und 4 dabei abwechselnd das linke und rechte Bein.

Wirkung

- *Die Wirbelsäule, an der die Chakren verortet sind, wird gedehnt und gestreckt.*
- *Mentale Ruhe, innerer Frieden und damit Ausgeglichenheit werden gefördert.*
- *Ein Wirkungsrahmen für Ihre Intuitionskraft wird erzeugt, was Sie besänftigt.*

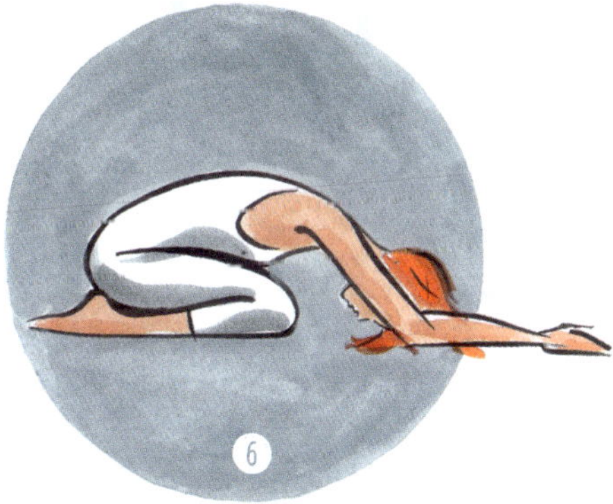

Ajna Meditation

Mit diesem stillen Gruß an die innere Führung können Sie Ihre Intuitionskraft stärken.

Ausgangshaltung: Kommen Sie in eine angenehme Sitzposition, sodass Sie den Oberkörper bequem aufrichten können und sich der Kopf leicht anfühlt. Legen Sie die Hände auf Ihre Oberschenkel oder die Knie, die Handflächen zeigen dabei nach unten. Rollen Sie nun den Zeigefinger bis zum Ansatz des Daumens ein und schmiegen Sie den Daumen um den Zeigefinger.

Aufmerksamkeit: Lenken Sie Ihre Aufmerksamkeit auf die Nasengegend und das dritte Auge, so als würde sich Ihr Gesichtsfeld auf diesen Teilbereich einschränken. Wenn es Ihnen möglich ist, können Sie Ihre sekundäre Aufmerksamkeit auf die Verbindung von Daumen und Zeigefinger richten, die für die Einheit – also das Aufheben von Dualität – steht, die dem Ajna Chakra zugrunde liegt.

Ausführung: Atmen Sie ein paar Mal durch die Nase ein und aus. Dann beginnen Sie wahrzunehmen, wie der Atem in einer Art Dreieck fließt, wobei der linke und rechte Nasenflügel die Seiten des

Dreiecks bilden, der Punkt zwischen den Augenbrauen die Dreiecksspitze und die Linie oberhalb der Oberlippe den Boden. Von hier aus atmen Sie gleichmäßig die Nasenflügel entlang ein bis zur Spitze, die Ausatmung verläuft von der Spitze zurück zum Boden. Atmen Sie in dieser Art und Weise weiter.

Akzent: Wählen Sie nun eine der beiden Spielarten der Meditation, die im Moment am besten Ihren Zielen entspricht.

- Ressourcenstärkung: Verfügen Sie bereist über viel Intuitionskraft, die Sie gerne festigen möchten, oder ist es bei Ihnen manchmal sogar so, dass sich diese Kraft zu verselbstständigen scheint und der Sinn für Realität sich verflüchtigt, dann legen Sie den Fokus auf die Grundlinie des Dreiecks.
- Potenzialentfaltung: Möchten Sie einen besseren Zugang zu Ihrer Intuition finden oder Visionen für Ihr Leben auf die Spur kommen, dann richten Sie Ihre Wahrnehmung auf das Augenbrauenzentrum.

Führen Sie die Meditation für einige Minuten in Stille aus. Beenden Sie die Meditation und spüren Sie dem Erlebten im Sitzen nach oder legen Sie sich dazu entspannt auf den Rücken.

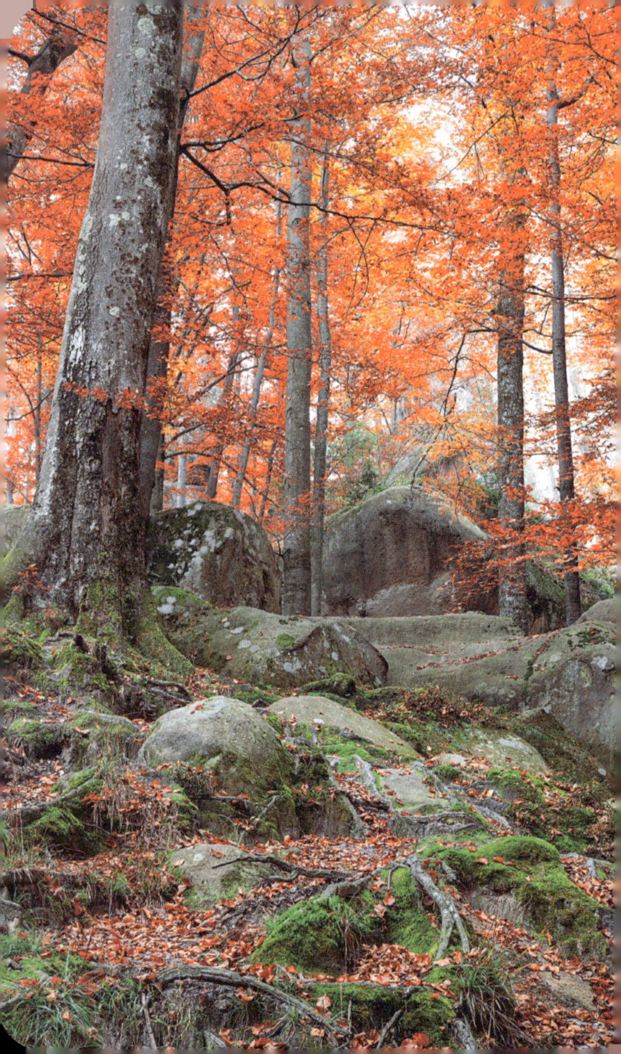

Sich sicher fühlen

Sie tragen die Fähigkeit zur Stabilität bereits in sich und dürfen auf sie vertrauen. So können Sie sich in allen Lebenslagen selbst ein Fels in der Brandung sein.

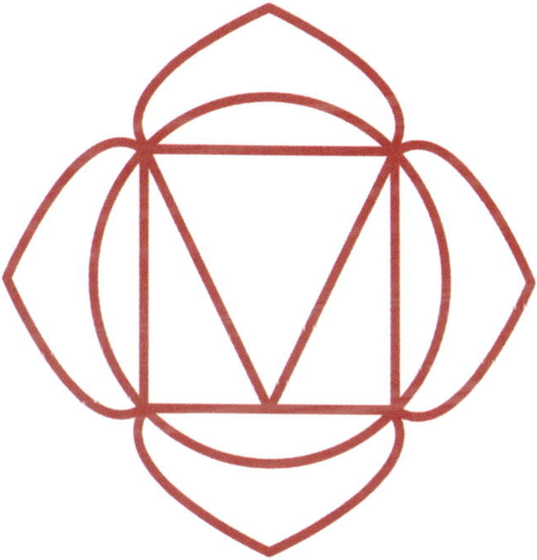

Mooladhara Chakra

Ein Chakra, das mancher von Geburt an als sicheres Fundament des eigenen Lebenswegs erlebt und ein anderer in bestimmten Lebenssituationen ängstlich beäugt

Die Bedeutung von Mooladhara in seiner Übersetzung aus dem Sanskrit ist: Wurzel, Ursprung oder Fundament. Die Begriffe weisen darauf hin, dass jegliche Form spiritueller oder persönlicher Entwicklung auf etwas Solidem aufbaut, das äußere wie innere Veränderungen tragen kann.

DAS FUNDAMENT UNSERER PERSÖNLICHKEIT

Geht man davon aus, dass jeder Mensch mit einer gewissen Portion an angeborenem Urvertrauen ausgestattet ist, ist das Mooladhara Chakra der Ort, an dem sich genau diese Qualität des Sich-sicher-Fühlens immer wieder abrufen lässt. Geht man aber auch davon aus, dass dieses Urvertrauen im Laufe der frühen Kindheit und des späteren Lebens immer wieder auf die Probe gestellt wird, zeigt sich, dass die Verbindung mit diesem naturgegebenen Zustand jede Menge Bewusstseinsarbeit verlangt. Denn wenn man sich sicher fühlen möchte, ist es notwendig, sich besonders in Situationen des Zweifelns oder der Angst immer wieder bewusst daran zu erinnern, dass man Stabilität in sich trägt. Damit ist der erste Schritt getan, Stabilität nicht im Außen zu suchen (etwa durch Anhäufung von Besitz), sondern in uns selbst – was uns ruhiger und unabhängiger in den Stürmen des Lebens handeln lässt. Eine Beschäftigung mit diesem Chakra unterstützt Sie darin, erlernte und wiederkehrende Auslöser von Verunsicherung durch die angeborene Fähigkeit zur Selbstberuhigung in sichere Bahnen zu lenken und so innerlich ruhiger zu werden.

Die vier Pfeiler des Vertrauens

In der Symbolik des Mooladhara Chakras werden die Aspekte Vertrauen und Sicherheit auf vielen Ebenen sehr zugänglich verdeutlicht: Die Erde als Element zeigt die Qualität, sich selbst festen Untergrund unter den Füßen bieten zu können und für andere ein verlässlicher Mensch zu sein. Die vier Blütenblätter der Lotusblüte, die vier Beine des Elefanten (Chakrentier) und die vier gleich langen Seiten des Quadrats führen diesen Zusammenhang des Mooladhara Chakras mit Stabilität und Bodenhaftung fort. Denn was kann einen Elefanten schon aus der Bahn werfen? Und wo steht man stabiler als auf einem Quadrat? Diese Interpretation der Symbolik ist dahingehend wichtig, als sie zeigt, dass die Fähigkeit, sich sicher zu fühlen, im Yoga als eine menschliche Ressource gesehen wird, die in diesem Chakra und damit im Menschen selbst verankert ist. Gleichzeitig berührt die Symbolik auch das Bedürfnis nach Sicherheit. So wird das Quadrat zu einem Schutzraum, in den man sich wie in eine Höhle zurückziehen kann, so wie auch die Stärke des Elefanten nicht nur ihn selbst, sondern auch andere schützen kann. Die Farbe Dunkelrot symbolisiert den Farbton von Erde und des Mutterleibs, der in der Philosophie des Yoga für die Urkraft steht, Dinge ins Leben zu bringen. Und somit kann Mooladhara aus gutem Grund als das Fundament unseres persönlichen Wachstums bezeichnet werden.

Der Duft von Sicherheit

Die körperliche Dimension des Mooladhara Chakras, auch Wurzelchakra genannt, ist in der Region des Beckenbodens verortet. Beim Mann befindet sich das unterste aller Chakren in Nähe der Prostata und im weiblichen Körper am Muttermund, was es bei der Frau als einziges Chakra direkt tastbar macht. Der Aktivierungspunkt (siehe Seite 21) befindet sich am Damm, also in dem Bereich zwischen After und Geschlechtsteil. Dieser Punkt kann in den verschiedenen Meditationssitzen des Yoga durch die Position der Ferse am

Damm aktiviert werden. Mooladhara Chakra ist darüber hinaus auch mit der Nase und dem Riechen verbunden, was auf physischer Ebene Aufschluss über die psychologische Dimension des Chakras geben kann. Viele Tiere wittern Gefahr durch den Geruchssinn und entscheiden sich dann instinktiv für Flucht oder Angriff, um die eigene Existenz und die der Familie zu schützen. Und auch wir Menschen suchen unsere Vertrauenspersonen danach aus, ob wir sie »riechen können«, und sorgen so auf ganz »animalischem« Nährboden für das Gefühl von Sicherheit in unseren Beziehungen.

Chakrensymbolik auf einen Blick

- *Name: Mooladhara Chakra*
- *Andere Bezeichnung: Wurzelchakra*
- *Bedeutung: Fundament*
- *Qualitäten: Sicherheit, Vertrauen, Stabilität*
- *Schattenseiten: Angst, Gewalt, Flucht*
- *Element: Erde*
- *Chakrentier: Elefant*
- *Geometrische Form: Quadrat*
- *Farbe: Dunkelrot*
- *Lotusblätter: 4*
- *Sitz: Beckenboden (Muttermund/Prostata)*
- *Aktivierungspunkt: Damm*
- *Sinn, Sinnesorgan: Riechen/Nase*

VERTRAUEN – BASIS FÜR EIN AUSGEWOGENES LEBEN

Das Bedürfnis nach Sicherheit und Stabilität gehört zu den Grundbedürfnissen der menschlichen Existenz, da es sich hierbei ganz pragmatisch um den Erhalt des eigenen Daseins dreht. Das Streben, gut für sich und seine Familie zu sorgen, drückt sich auf ganz elementarer Ebene aus: Schlafen, Essen, Wärme, Unterkunft, finanzielle Mittel, soziale Kontakte und Gesundheit. Sind diese Dinge ausreichend vorhanden, richtet sich das Bedürfnis nach Sicherheit auf feinstofflichere Stufen aus, zum Beispiel auf den Wunsch nach emotionaler Sicherheit. In der Yoga-Psychologie steht jedoch die Bewusstwerdung der polaren Grundmechanismen Angst und Sicherheit im Vordergrund, weshalb die Unterscheidung zwischen den elementaren und den emotionalen Bedürfnissen in den Hintergrund tritt.

Kreisen um das Thema Sicherheit

Ein Mensch, der in seinem Leben und Erleben mit den Lebensthemen des Mooladhara Chakras beschäftigt ist, lässt seine Gedanken stark und meist mit sorgenvoller Stimmung um das Thema Sicherheit kreisen. Einige Menschen entwickeln dabei den Drang, immer mehr materielle Dinge anzuhäufen oder die Zukunft bis ins letzte Detail zu planen. Andere ziehen sich zurück und achten sehr darauf, dass genug zu essen im Haus ist und der Schlaf nicht zu kurz kommt.

Couch oder Hamsterrad

Die Arten, mit dem Wunsch nach Sicherheit umzugehen und der eigenen Unsicherheit zu begegnen, sind also sehr verschieden. Die Mechanismen reichen von starker Passivität, um die erreichte Sicherheit nicht zu gefährden, bis hin zu dem Drang, jeder Eventualität durch übersteigerte Aktivität vorzubeugen. Das Spannende nun ist, dass zwei scheinbar fundamental unterschiedliche Persönlichkeiten wie die Coachpotato und der Mensch im Hamsterrad aus der gleichen Motivation heraus handeln: aus der Angst vor dem Untergang und dem Wunsch nach Planbarkeit.
Diese Sichtweise auf die Persönlichkeitszüge von Menschen hilft dabei, enges Schubladendenken ad acta zu legen und sich mehr für übergreifende Phänomene zu öffnen, die jenseits der individuellen Persönlichkeit und mehr im Menschsein begründet liegen.
Woran man erkennen kann, dass eine Person besonders im Zusammenhang mit den Themen des Mooladhara Chakras Stress empfindet, ist in seiner Ursache genauso differenziert zu betrachten wie in seiner Ausprägung.

Angriff oder Flucht

Stehen Mittel zur Absicherung nicht zur Verfügung, greift der eine zu Gewalt und Aggression (Angriff), um seiner Angst Ausdruck zu verleihen und sich seine Mittel zu beschaffen. Der andere dagegen reagiert mit absolutem Rückzug, Abkapselung und Verweigerung und frisst die Angst vor dem sozialen, materiellen oder emotionalen Untergang in sich hinein (Flucht). Beide haben ein im Mooladhara Chakra verankertes Grundproblem: Sie haben das Wissen um die innere Fähigkeit, auf sich selbst zu vertrauen, verdrängt. Und genau an dieser Stelle setzt die Idee des Yoga an, die über das Beobachten von Verhaltensmustern hinausgeht und sich dem aktiven Verändern und dem Besinnen auf die eigenen Stärken widmet. Denn genauso wie dieses Chakra die Mechanismen zeigt, wie ein Mensch mit Angst und Unsicherheit umgeht, so zeigt es auch die eigene Kraft, sich auf sich selbst zu verlassen.
Wir können im Yoga durch Körperübungen, Meditation und unsere Lebensführung dafür sorgen, die Ressource Sicherheit immer wieder aufzuladen. Dabei ist es nicht wichtig, ob es sich, wie am Anfang beschrieben, um elementare oder emotionale Bedürfnisse handelt, weil wir letztlich für einen Teller Suppe in der Hungersnot die gleichen Strategien verwenden wie beim Wunsch nach ei-

ner Umarmung unseres Partners. Und wo setzt Yoga immer an? Bei uns selbst. Deshalb ist es müßig, Erleichterung im Außen zu suchen, sondern wichtig, immer wieder zu lernen, sich selbst zu vertrauen. Und der entscheidende Schritt, mit diesem Vertrauen in Kontakt zu treten, das als natürliche Ressource in jedem Menschen verborgen liegt, heißt Selbstberuhigung.

Vertrauen im Alltag finden

- Wenn Sie sich in einem scheinbar ausweglosen Dilemma befinden und sich Angst breitmacht, dann erinnern Sie sich an frühere Situationen, die Sie bereits gemeistert haben und deren Ausgang meistens friedlicher war, als die Angst zunächst suggeriert hat.
- Geben Sie sich selbst Halt, wenn es um Sie herum gerade keinen zu geben scheint, indem Sie gut zum Bauch atmen und anerkennen, dass ein Teil von Ihnen gerade Angst hat. Ein anderer Teil in Ihnen ist kompetent genug, mit dieser Angst umzugehen!
- Bevor Sie aktiv werden, sorgen Sie dafür, dass Ihre Grundbedürfnisse gedeckt sind: Gönnen Sie sich ein gutes Essen, Schlaf oder einen Spaziergang, um gestärkt in die Situation zurückzukehren.

Mooladhara Yogasequenz

Mit den folgenden drei Übungen, schaffen Sie sich eine stabile Vertrauensgrundlage: ❶ und ❷ Ashwini Mudra (Pferdehaltung), ❸ und ❹ Lolasana (schwingende Haltung) sowie ❺ und ❻ Nasikagra Drishti (Blick zur Nasenspitze).

- Wählen Sie am besten eine Form des Schneidersitzes. Dabei können die Unterschenkel voreinanderliegen oder sich kreuzen. Falls möglich, sollten ein Fuß oder beide Füße an der Leiste zu liegen kommen (Lotussitz).
- Richten Sie dann den Oberkörper vom Becken her auf und entspannen Sie sich. Spüren Sie in

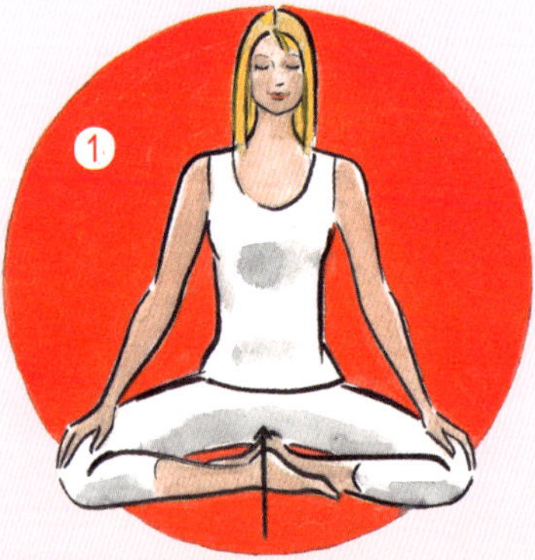

Ihre Sitzbeinhöcker hinein, die Sie stabil mit dem Boden verbinden. Fällt Ihnen der Schneidersitz schwer, legen Sie eine Decke oder ein Kissen unter das Gesäß oder setzen Sie sich auf einen Stuhl (Füße am Boden).

ASHWINI MUDRA

- Einatmung: Bringen Sie Ihre Aufmerksamkeit zum Gesäß, vor allem zu Ihrem Schließmuskel, und kontrahieren Sie diesen bei geschlossenen Augen mit einer langsamen und tiefen Einatmung, die gerne auch in eine kurze Atempause münden darf. ❶
- Ausatmung: Lösen Sie die Kontraktion – vielleicht nach einer kurzen Atemstille – mit einer langsamen Ausatmung wieder auf. ❷

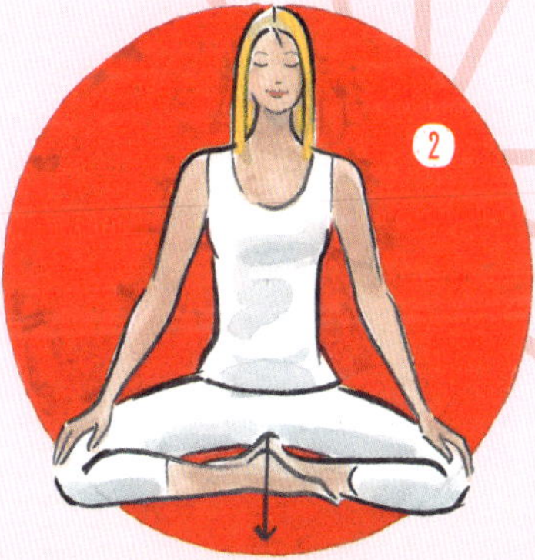

LOLASANA

- Einatmung: Nehmen Sie die Arme seitlich neben den Körper und bringen Sie die Hände auf den Boden oder auf zwei Blöcke. Drücken Sie die Hände nach unten und heben Sie Ihr Gesäß vom Boden ab. Im Lotussitz können Sie eventuell ganz abheben und schweben. 3
- Wenn Sie die Übung auf einem Stuhl ausführen, ziehen Sie die Beckenbodenmuskulatur nach innen und oben, so als würden Sie innerlich mit dem Becken nach oben wachsen.
- Ausatmung: Lösen Sie mit der Ausatmung die Haltung wieder auf und setzen Sie das Gesäß am Boden ab. Legen Sie die Hände auf die Oberschenkel und entspannen Sie den gesamten Körper. 4

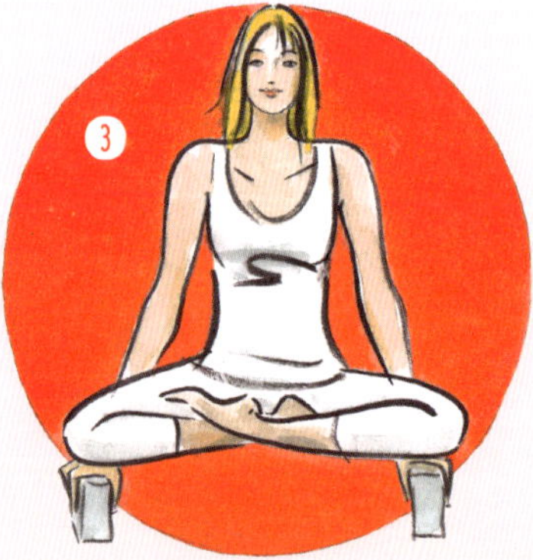

Hinweise zu Ablauf und Achtsamkeit

- *Diese Sequenz besteht aus sehr feinstofflichen Yogaübungen, die mit kleinen Gesten (Mudras) und Energieverschlüssen (Bandhas) arbeiten. Schenken Sie ihnen ein hohes Maß an Aufmerksamkeit und Achtsamkeit und spüren Sie, wie Ihnen die Konzentration Stärke verleiht.*
- *Entspannen Sie sich bis in die kleinsten Muskeln hinein (auch im Gesicht), so als würden Sie liegen, und führen Sie die Übungen mit Gelassenheit aus. Lenken Sie Ihr Bewusstsein auf die Region des Beckenbodens. Vielleicht nehmen Sie das Wechselspiel von Anspannung und Entspannung als Gefühl der Aktivierung, der Lockerung oder der Stärkung wahr.*

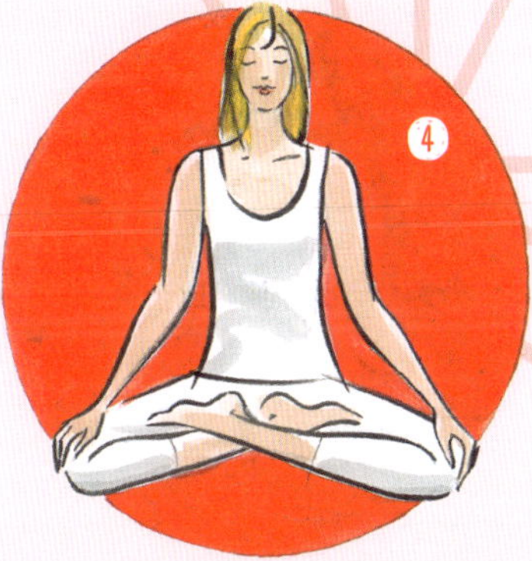

NASIKAGRA DRISHTI

- Einatmung: Richten Sie Ihren Blick auf den Horizont und entspannen Sie das ganze Gesicht, vor allem Stirn, Schläfen und Kiefer. Atmen Sie langsam und ruhig ein, rollen Sie dabei Ihre Augen nach unten innen, und schauen Sie auf Ihre Nasenspitze. Sie können hier den Atem durch eine kleine Pause ausklingen lassen und die Stille genießen. (5)
- Ausatmung: Schließen Sie die Augen wieder und lassen Sie die Augäpfel an ihren gewohnten Platz zurückrollen. Entspannen Sie die Augen, das Gesicht und den ganzen Körper. (6)
- Wenn Ihnen schwindlig wird oder der Blick anstrengend ist, können Sie die Übung auch mit geschlossenen Augen oder mental ausführen.

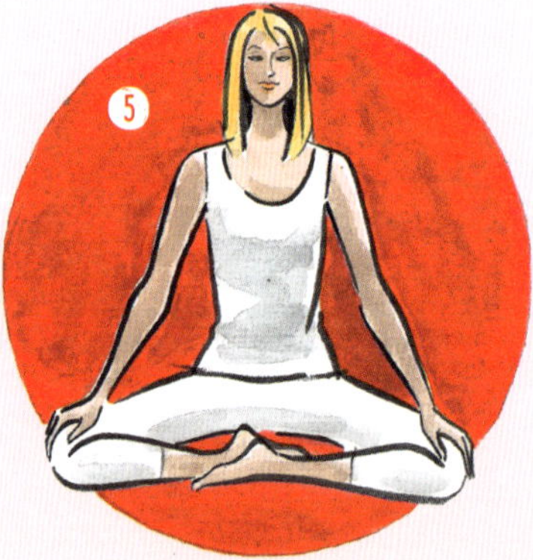

- Sie können sich nun entscheiden, ob Sie die gesamte Mooladhara Übungsreihe noch einige Male wiederholen oder direkt mit der nächsten Yogasequenz weitermachen wollen. Es kann aber auch sinnvoll sein, vor allem wenn Sie die Wirkung stark gespürt haben, sich erst noch auf den Rücken zu legen und der Reihe mit ihren kraftvollen Effekten nachzuspüren.

Wirkung

- *Die Konzentrationsfähigkeit wird gefördert und so der Zugang zur Meditation erleichtert.*
- *Die Fähigkeit zur Selbstberuhigung wird gestärkt und wächst.*
- *Die Instinkte können besser kontrolliert werden.*

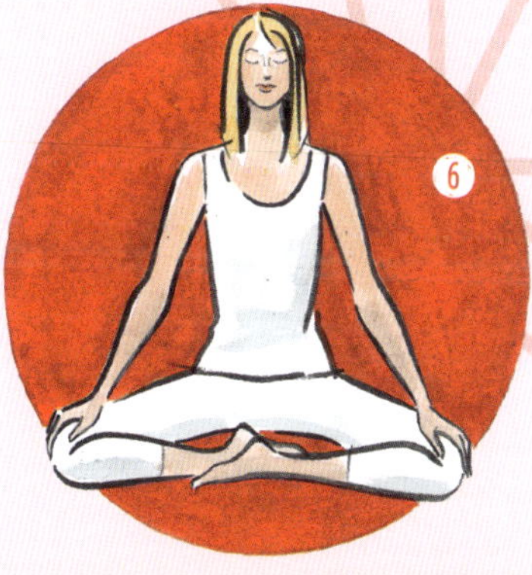

Mooladhara Meditation

Diese Meditation wirkt wie ein Gelübde, das sie auf Ihr Urvertrauen ablegen.

Ausgangshaltung: Kommen Sie in eine angenehme Sitzposition auf dem Boden oder – wenn es für Sie angenehmer ist – auf einem Hocker oder Stuhl. Es ist wichtig, dass Sie ein gutes Sitzfundament haben. Sollten Sie immer wieder nach hinten kippen, sorgen Sie für eine ausreichende Erhöhung unter dem Gesäß, etwa mit einem Kissen. Richten Sie den Oberkörper so auf, dass Sie dabei Ihre Sitzbeinhöcker in den Boden drücken und auf diese Weise noch mehr Anbindung zur Erde wahrnehmen. Legen Sie die Hände in den Schoß, die linke Hand ruht in der rechten, die Handflächen zeigen nach oben.

Aufmerksamkeit: Führen Sie Ihren Atem tief in den Unterleib hinein und spüren Sie, wie sich die Bauchdecke mit der Einatmung nach außen wölbt und mit der Ausatmung wieder an die Wirbelsäule anschmiegt. Nehmen Sie die angenehme Schwere Ihrer Hände wahr sowie die Leichtigkeit, die in den Handinnenflächen entsteht.

Ausführung: Beginnen Sie gleichmäßig durch die Nase zu atmen und den Fokus, den Sie eben aufgebaut haben, ein wenig in den Hintergrund rücken zu lassen. Sie erleben zwar immer noch den Rhythmus der Bauchdecke und die Schwere in den Händen, sind aber mit Ihrer Wahrnehmung nun mehr bei der Gleichmäßigkeit des Atems und der Stille, die sich immer mehr einstellen darf.

Akzent. Wählen Sie nun den Fokus, den Sie im Moment gut gebrauchen können:

- Ressourcenstärkung: Sind Sie sich darüber bewusst, dass Sie bereits in vielen Situationen auf Ihr Urvertrauen zurückgreifen können, und Sie möchten diese Qualität stärken, dann bringen Sie Ein- und Ausatmung auf die gleiche Länge.
- Potenzialentfaltung: Ist Ihr Urvertrauen im Moment wenig zugänglich und dominieren Angst und Unsicherheit bei Ihnen, dann sollte die Ausatmung doppelt so lange dauern wie die Einatmung.

Führen Sie die Meditation für einige Minuten in Stille aus. Beenden Sie dann die Meditation und spüren Sie dem Erlebten im Sitzen oder Liegen noch eine Weile nach.

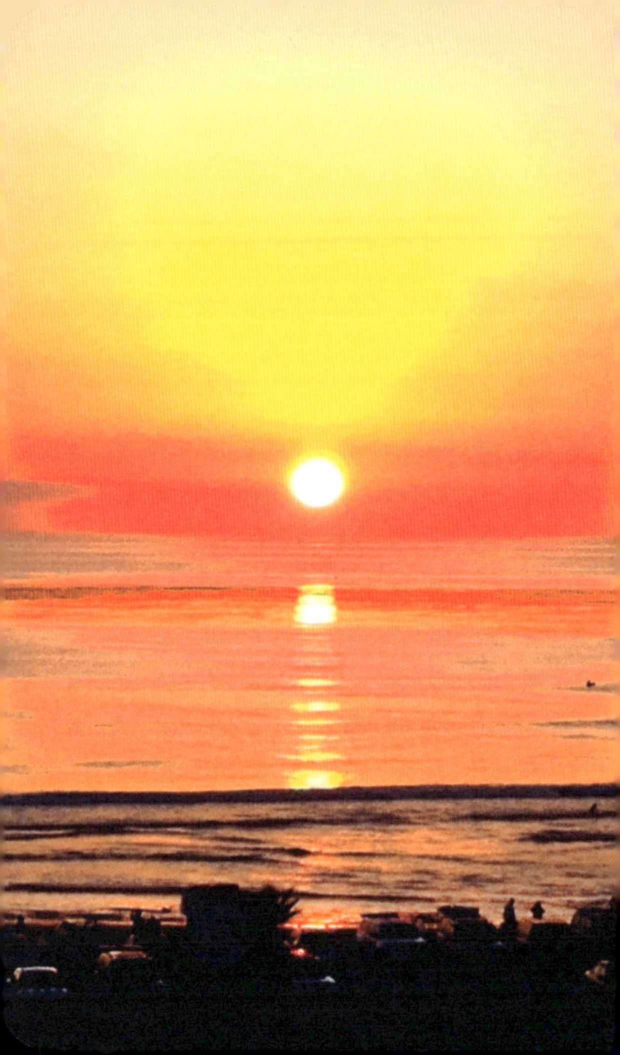

Das Leben genießen

Erkunden Sie Ihre ungeahnten Tiefen – so können Sie auch die Freude an echter Sinnlichkeit und der Leichtigkeit des Seins (wieder-)entdecken.

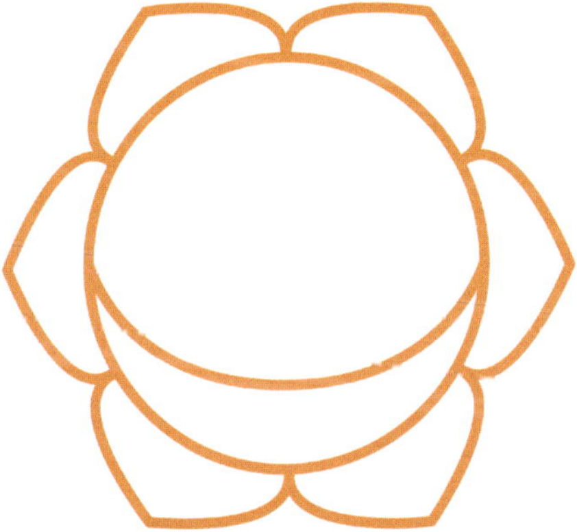

Swadhisthana Chakra

Ein Chakra, in dem sich mancher richtig zu Hause fühlt, zu dem ein anderer den Zugang scheut und wieder ein anderer nach langer Reise heimkehrt

Die Bedeutung von Swadhisthana in seiner Übersetzung aus dem Sanskrit ist: das eigene wahre Zuhause oder Wohnsitz des Selbst. Diese Umschreibungen zeigen, worum es in diesem Chakra hauptsächlich geht: um das individuelle und das kollektive Unbewusste.

ZUGANG ZUM UNBEWUSSTEN

In der Yogaphilosophie heißt es, dass das Swadhisthana Chakra eine Art Warenlager unserer unbewussten gespeicherten Erlebnisse ist. Dabei ist es gleichgültig, ob diese Eindrücke uns selbst und unsere persönliche Biografie betreffen oder aber kollektiver, archetypischer Natur sind, wie unsere tiefsten und primitivsten Instinkte, die direkt mit der animalischen Natur des Menschen im Zusammenhang stehen. Da es beim Yoga wesentlich darum geht, sich Unbewusstes bewusst zu machen, spielt das Swadhisthana Chakra als Quelle persönlicher Entwicklung eine besonders große Rolle.

Dieses Chakra kann uns dabei unterstützen, unsere animalische Natur zu transformieren, indem es uns hilft, weniger unseren Impulsen zu folgen, als bewusste Entscheidungen zu treffen.

Der Krokodilfisch im Halbmond

In der Symbolik des Yoga werden die Bedeutung des Unbewussten und die Aufgabe, es sich bewusst zu machen, durch das Krokodil mit Fischschwanz versinnbildlicht. Dieses Swadhisthana-Chakrentier schwimmt die meiste Zeit gut versteckt unter der Wasseroberfläche und trägt auf seinem Rücken das ganze Spektrum des Unbewussten. Mit seiner Fähigkeit, langsam an der Oberfläche aufzutauchen und seinen Rücken darzubieten, demonstriert das Krokodil die Chancen des Yoga, das Unbewusste sichtbar zu machen. Ziel jedes Praktizierenden sollte es sein, einen Zugang zu finden zu individuellen oder kollektiven blinden Flecken, die ihn ansonsten hindern, ein entspanntes und zufriedenes Leben zu führen. Die geometrische Form, die sich innerhalb der sechsblättrigen Lotusblüte verbirgt, ist ein liegender Halbmond, der wiederum das Element des Chakras, das Wasser, symbolisiert. Denn der Mond ist die Kraft, welche die Gezeiten lenkt. In der Symbolik des Wassers verbirgt sich bereits ein erster Hinweis auf die psychologische Dimension, die in der Yogaphilosophie ebenfalls eine große Rolle spielt: das Loslassen. Loslassen zu können bedeutet, mit dem Fluss des Lebens und der Ereignisse flexibel und kreativ mitzuschwimmen, ohne diese kontrollieren oder stoppen zu wollen. Der Wunsch oder gar Zwang zu kontrollieren gehört ebenso zu den Schattenseiten dieses Energiefeldes wie die Gefahr, sich dem Genuss im Übermaß hinzugeben. Die Farbe des Swadhisthana Chakras ist Orange.

Der Kuss von Kreuzbein und Schambein

Die körperliche Dimension des Swadhisthana Chakras, auch Sakral- oder Sexualchakra genannt, manifestiert sich ganz in der Nähe des ersten Chakras, zwischen Kreuz- oder Steißbein und Schambein, unmittelbar hinter den Geschlechtsorganen. Es ist organisch mit dem Urogenitalsystem und dem Fortpflanzungsapparat verbunden. Wie jedes Chakra hat auch das Swadhisthana Chakra neben seinem innenliegenden Sitz einen äußeren Aktivierungspunkt, der am Schambein zu finden ist. Viele Yogaübungen, die das 2. Chakra betreffen, finden deshalb im Liegen auf dem Bauch mit Kontakt des Schambeins zum Boden statt, etwa bei der Haltung der Kobra (Bhujangasana), die fast in allen Yogarichtungen fester Bestandteil der Übungspraxis ist. Eine weitere Möglichkeit, mit dem Chakra in Kontakt zu treten, sind stehende und sitzende Vorbeugen, weil hier der Fokus auf dem Steiß- oder Kreuzbein liegt, das sich beim Sitzen im Boden verankert und beim Stehen in der Vorbeuge den höchsten Punkt darstellt. Auf Sinnesebene werden diesem Chakra das Schmecken und die Zunge als Sinnesorgan zugeordnet, was sich auf körperlicher Ebene in Lust, Freude und Genuss ausdrückt.

Chakrensymbolik auf einen Blick

- *Name: Swadhisthana Chakra*
- *Andere Bezeichnungen: Sakralchakra, Sexualchakra*
- *Bedeutung: Wohnsitz des Selbst*
- *Qualitäten: Lust, Freude, Genuss*
- *Schattenseiten: Scham, Schuld, Sucht*
- *Element: Wasser*
- *Chakrentier: Krokodil mit Fischschwanz*
- *Geometrische Form: Halbmondsichel*
- *Farbe: Orange*
- *Lotusblätter: 6*
- *Sitz: Steißbein/Kreuzbein*
- *Aktivierungspunkt: Schambein*
- *Sinn, Sinnesorgan: Schmecken, Zunge*

ENDLICH WIEDER RICHTIG GENIESSEN DÜRFEN

Sinnlichkeit und die damit eng verbundene Fähigkeit, Kontrolle abzugeben, sich mit allen Sinnen auf das Leben einzulassen und sich dabei selbst zu spüren, entwickelt sich immer mehr zu einem paradoxen Phänomen unserer Zeit. Glaubt man den Medien, gewinnen Sinnesfreuden und insbesondere die Sexualität, die ja einen wichtigen Teilaspekt von Sinnlichkeit darstellt, eine immer größere Bedeutung. Hört man sich aber in seinem Freundeskreis um, scheint der Wunsch nach echter Intimität oft unerfüllt.

Was den Konsum betrifft, sieht es nicht viel anders aus. Menschen strömen hastigen Schrittes mit großen Taschen aus Einkaufszentren, und auf der anderen Seite findet man zunehmend Magazinbeiträge zu Themen wie »Entschleunigung« oder »einfaches Leben auf dem Land«, das den Konsum stark herunterfährt. Entweder wird Essen im Übermaß konsumiert oder den Gaumenfreuden durch allerneueste Ernährungstrends jeder Wert abgesprochen. Krankheitsbilder wie Binge Eating (periodische Heißhungerattacken) und Orthorexie (der Zwang, sich gesund zu ernähren) zeigen diese paradoxe Haltung gegenüber dem Genuss, hinter der die Sehnsucht nach einem bewussten Umgang mit den Sinnen steht und nach einer

Form von Sinnlichkeit, die den Menschen wieder bei sich selbst ankommen lässt und die sich gesund und unbeschwert anfühlt.

Frust oder Lust? Die zwei Seiten der Genussmedaille

Die Pole, die wir in uns selbst wahrnehmen und die sich in der Gesellschaft widerspiegeln, sind dem Yoga nicht fremd. In der Yogapsychologie werden sie sogar ganz konkret beschrieben. Das Spektrum der Sinnlichkeit beinhaltet auf der einen Seite die natürliche Stärke, mit Freude, Lust und kindlicher Unbefangenheit das Schöne im Leben zu feiern. Kreativität und Spontaneität – also die Fähigkeit, aus dem Lustprinzip heraus zu handeln – spielen die Hauptrolle, wenn es darum geht, den Anforderungen des Alltags spielerisch zu begegnen und das Leben leichter zu machen. Besonders dann, wenn genau das gerade recht schwierig erscheint.

Auf der anderen Seite finden sich in diesem Chakra Aspekte wie Schuld, Scham und Sucht. Man genießt, aber danach fühlt man sich schlecht oder schämt sich sogar. Oder man rennt von Genuss zu Genuss und verliert sich dabei selbst, sodass der nächste Kick immer schneller kommen muss und sich immer öfter schal anfühlt. Die Gründe dafür sind vielfältig. Im Yoga konzentriert man sich jedoch weniger darauf, warum etwas so ist, wie es ist, sondern vielmehr auf die Beobachtung des Phänomens: Wir schauen also, was sich wann und wo zeigt. Und man betrachtet die Polarität als etwas überzeitlich Allgemeinmenschliches, das letztlich unabhängig ist von vorübergehenden Ereignissen oder Strömungen.

Zwischen Polen und Chakren reisen

Neben den starren Polen der Dualität verfügen wir Menschen über individuelle Facetten, die man als »bunte Grauzonen« bezeichnen könnte, denn niemand ist ständig auf einer Polseite zu Hause. Vielmehr tanzen wir zwischen den Polen hin und her und um sie herum. Das macht es zu unserer ganz persönlichen Aufgabe, uns mit uns selbst auseinanderzusetzen und auf dem Spielfeld der Sinnlichkeit zu experimentieren.
Dazu ist es unter Umständen manchmal nötig, sich bei dem darunterliegenden Chakra umzuschauen. Vor der Sinnlichkeit liegt die Sicherheit (Mooladhara Chakra, ab Seite 35) und damit ein Fundament für unsere Möglichkeiten lozulassen. Denn wie soll man sich hingeben, wenn man Angst hat und gerade damit beschäftigt ist, die eigene Existenz zu sichern? Das Spiel bleibt also zweifach spannend: zum einen, die Reise zwischen den Polen anzutreten, und zum anderen, das Be-

ziehungsgefüge unter den Chakren im Blick zu haben. Die persönliche Entwicklung kann genau an dieser Stelle beginnen: da, wo man anfängt, Verantwortung für die eigene persönliche Zufriedenheit zu übernehmen und sich auf das sinnliche Spiel des Lebens einzulassen.

Sinnlichkeit im Alltag üben

- Haben Sie Mut, das Unbewusste ins Leben einzuladen und sich damit auseinanderzusetzen. Das können Sie zum Beispiel dann üben, wenn Ihnen eine nahestehende Person Ihre Ihnen nicht bewussten Schattenseiten zeigt: Rechtfertigen Sie sich nicht sofort, sondern ziehen Sie die Möglichkeit in Betracht, dass der andere etwas sieht, was Sie nicht sehen können. In der Psychologie nennt man das blinde Flecken.
- Feiern Sie Momente kindlicher Freude, zum Beispiel, indem Sie ein Schaumkuss-Brötchen essen, weil Sie das früher in der Schule so gerne gemacht haben.
- Schaffen Sie Situationen, in denen Sie sich ganz leicht fühlen können. Vielleicht haben Sie Lust, ein Nacktbad im See auszuprobieren?
- Verzweifeln Sie nicht, wenn bei den Übungen Widerstände auftauchen, sondern begegnen Sie sich mit Mitgefühl und erinnern Sie sich daran, dass Veränderung Zeit braucht.

Swadhisthana Yogasequenz

Mit dieser Übungsreihe tauchen Sie in die Tiefen der Sinnlichkeit ein. Sie besteht aus 1 und 2 Padotthanasasana (Beinheben), 3 und 4 Padachakrasana (Beinkreisen) sowie 5 und 6 Sanchalanasana (Radfahren). Vermeiden Sie die Übungen in der Schwangerschaft und bei akutem Bandscheibenvorfall.

Wenn Sie die Übungen sehr anstrengen, stellen Sie das inaktive Bein auf und/oder legen Sie Ihre Hände unter Gesäß oder Rücken. Damit Sie angenehm liegen, können Sie ein Kissen unter den Kopf legen.

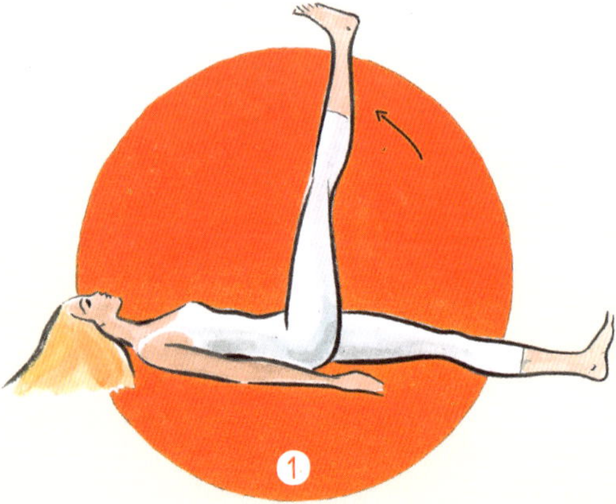

PADOTTHANASASANA

- Legen Sie sich auf den Rücken, die Beine hüftbreit auseinander und die Arme gestreckt dicht neben dem Körper. Die Handflächen weisen nach unten zum Boden. Entspannen Sie Ihren ganzen Körper.
- Einatmung: Heben Sie aus der Kraft und Geschmeidigkeit des Unterleibs das rechte Bein gestreckt und, wenn möglich, bis zu 90 Grad nach oben. Der Oberkörper und besonders der Nacken bleiben dabei entspannt. 1
- Ausatmung: Führen Sie das gestreckte Bein ebenso geführt aus dem Unterleib zurück Richtung Boden, bis es etwa 5 cm über dem Boden schwebt. Das ist die Ausgangsposition für die anschließende Übung. 2

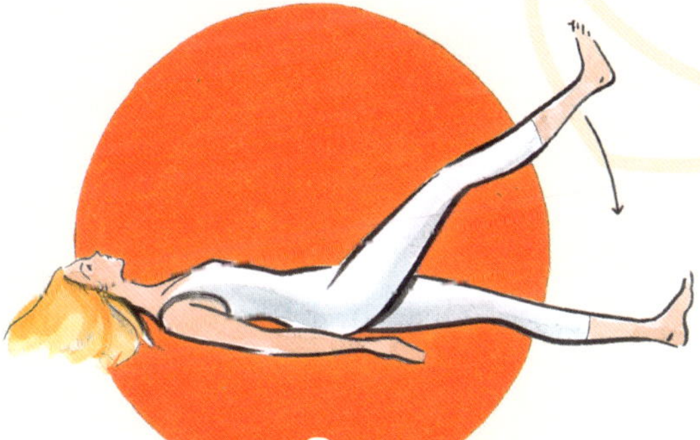

2

PADACHAKRASANA

- Einatmung: Beginnen Sie mit dem rechten gestreckten Bein nach links (im Uhrzeigersinn) auszuscheren und einen großen Kreis zu beschreiben. Halten Sie beide Gesäßhälften dabei am Boden, auch wenn das rechte Bein das linke liegende Bein kreuzt. Vollenden Sie mit der Einatmung die aufsteigende Kreishälfte, bis das gestreckte Bein nach oben zeigt. 3
- Ausatmung: Führen Sie den Kreis über rechts, dem Uhrzeigersinn folgend, zu Ende, bis die Hüften wieder parallel sind und das Bein sich wieder 5 cm über dem Boden befindet. 4
- Wiederholen Sie diesen Vorgang mit demselben Bein – dieses Mal, indem Sie die Bewegung gegen den Uhrzeigersinn ausführen.

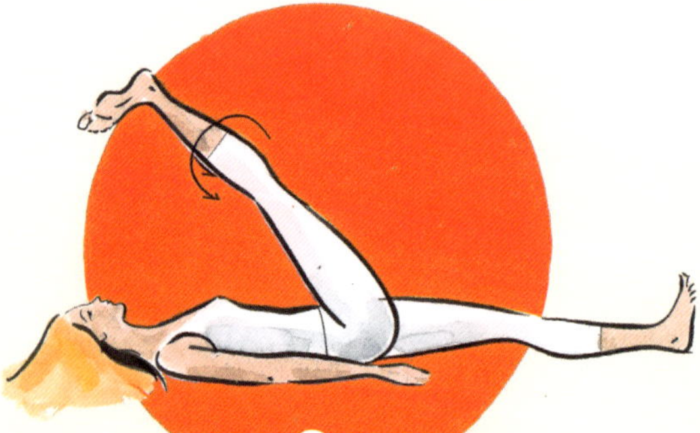

3

Hinweise zu Ablauf und Achtsamkeit

- *Kommen Sie im Liegen zur Ruhe, bevor Sie beginnen. Um Kopf, Nacken und Wirbelsäule in einer geraden Linie auszurichten, ziehen Sie Ihr Kinn leicht zur Brust. Wenn Sie mögen, schließen Sie die Augen.*
- *Schöpfen Sie Kraft aus dem Unterleib und setzen Sie die Rückenmuskulatur so wenig wie möglich ein. Ihr Atem führt die Bewegung.*
- *Nehmen Sie Anspannung und Entspannung der inneren Organe während der Übung wahr und beobachten Sie die Dehnung der Muskeln. Registrieren Sie auch Ihre Gefühle und Gedanken und spüren Sie die fließende Energie, die sich vielleicht in Form eines Kribbelns zeigt.*

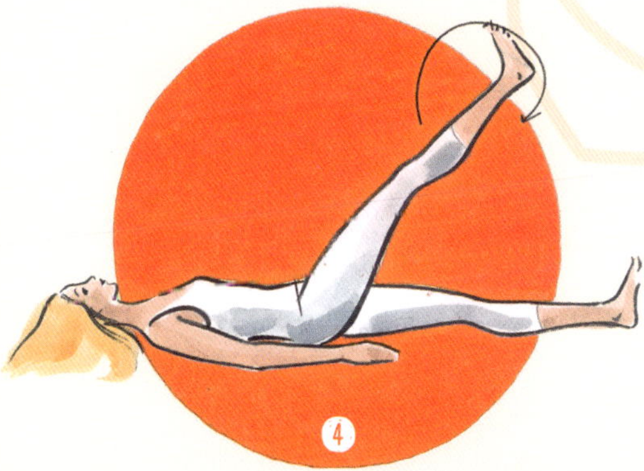

SANCHALANASANA

- Einatmung: Beugen Sie das Knie des rechten Beins, das wieder 5 cm über dem Boden schwebt, und ziehen Sie den Oberschenkel dicht an den Unterleib heran. Wie in einer Radfahrbewegung strecken Sie das Bein dann nach oben, bis es sich, wenn möglich, im 90-Grad-Winkel zum unteren Bein befindet. 5
- Ausatmung: Senken Sie das gestreckte Bein langsam und in Ihrem Atemrhythmus zum Boden, ohne es abzulegen. 6
- Mit der nächsten Einatmung heben Sie das rechte Bein gestreckt nach oben, beugen das Knie mit der Ausatmung an und ziehen es zum Unterleib. Dann strecken Sie das Bein und legen es neben dem linken auf dem Boden ab.

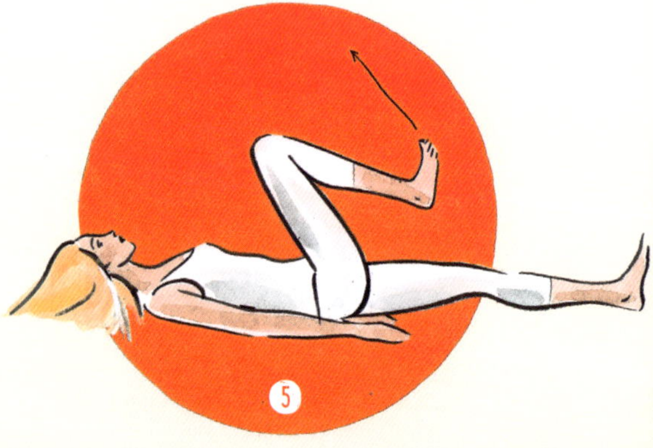

5

- Um die Sequenz abzuschließen, wiederholen Sie alle Übungen mit dem linken Bein. Sie können die gesamte Sequenz mehrmals hintereinander praktizieren oder die nächste Chakrensequenz anschließen.

Wirkung

- *Blockaden im Unterleib werden aufgelöst, der Bereich um die Sexual- und Fortpflanzungsorgane wird belebt.*
- *Die Hüften werden geschmeidiger.*
- *Die Fähigkeit zum Loslassen wird geschult.*
- *Das Selbstbewusstsein wird gefördert und ein spielerischer Umgang mit der eigenen Sinnlichkeit wird angeregt.*

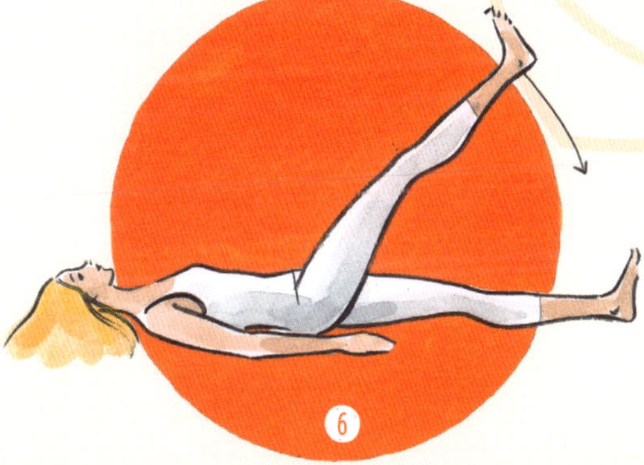

Swadhisthana Meditation

Lassen Sie sich mit dieser Meditation auf einen Reigen der Sinnlichkeit ein.

Ausgangshaltung: Wählen Sie eine angenehme Sitzposition, in der Sie den Oberkörper mühelos aufrichten und besonders die Hüften loslassen können. Ob auf einem Stuhl oder im Lotussitz – wichtig sind eine entspannte Grundhaltung und ein präsenter Sitz mit aufrechter Wirbelsäule. Schließen Sie die Augen und atmen Sie durch die Nase ein und aus.

Aufmerksamkeit: Richten Sie Ihre Aufmerksamkeit und Ihre Atmung zum Schambein, bis Sie im Kontakt sind mit dieser Art der Atemwahrnehmung. Vielleicht spüren Sie schon jetzt, wie die Hüften noch ein wenig mehr entspannen können, sich der Unterleib lockert und Energien ins Fließen kommen.

Ausführung: Dann beginnen Sie gedanklich durch das Schambein einzuatmen und den Atem an der Mittellinie Ihres Oberkörpers nach oben steigen zu lassen, bis Sie auf Herzhöhe beginnen auszuatmen. Stellen Sie sich dabei vor, dass der Atem in Kreisform fließt und weder einen Anfang noch ein Ende hat: Mit der Einatmung strömt der Atem durch das Schambein ein, nährt den gesamten Körper und tritt durch das Herz wieder aus. Ein Reigen der Sinnlichkeit.

Akzent: Nun beginnt der freie und eigene Teil der Meditation – und zwar mit Ihrer Entscheidung.

- Ressourcenstärkung: Wenn Sie sich im Feld der Sinnlichkeit zu Hause fühlen und hier Kraft und Stille finden, dann lenken Sie Ihr Bewusstsein auf die energetischen Ein- und Austrittsstellen der Atmung (Schambein und Herzraum). So führen Sie die Kraft der Sinnlichkeit vom Inneren ins Außen.
- Potenzialentfaltung: Wenn Sie das Gefühl haben, das Feld der Sinnlichkeit ist bei Ihnen mit Ablehnung, Scham oder Schuld besetzt, richten Sie Ihre Aufmerksamkeit auf die Atemstrecke zwischen Ein- und Austrittspunkt der Atmung. So lenken Sie den Fokus auf die innewohnende Fähigkeit zur Sinnlichkeit, ohne dabei Druck aufzubauen.

Führen Sie die gewählte Form der Meditation für einige Minuten in Stille aus. Spüren Sie danach dem Erlebten im Sitzen oder Liegen nach.

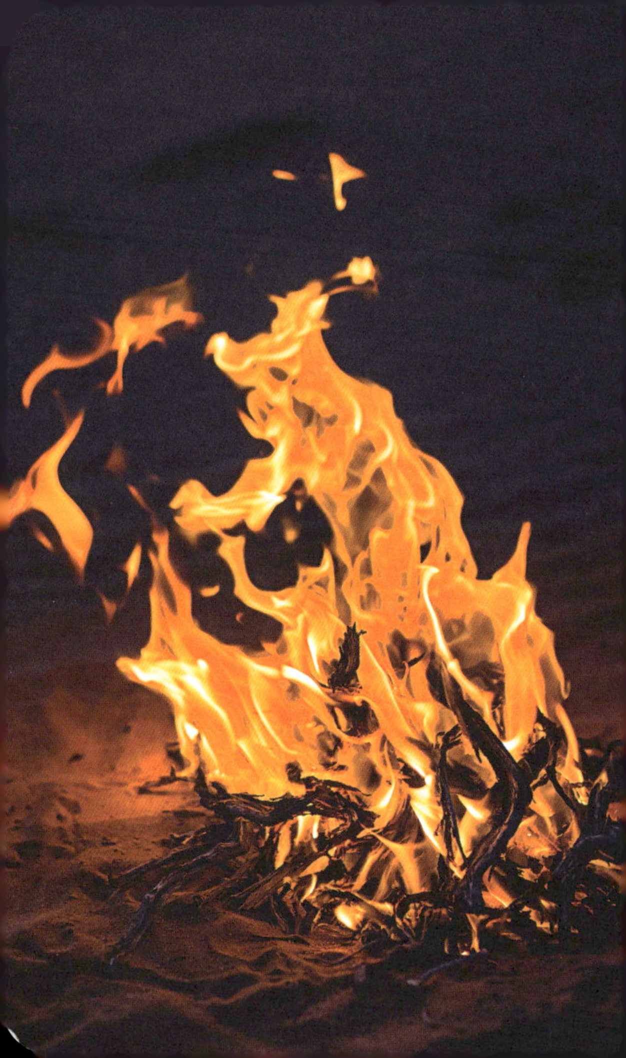

Sein Leben in die Hand nehmen

Sonnen Sie sich in Ihrer eigenen Schaffenskraft und in Ihrem Tatendrang – ohne dabei andere klein zu machen.

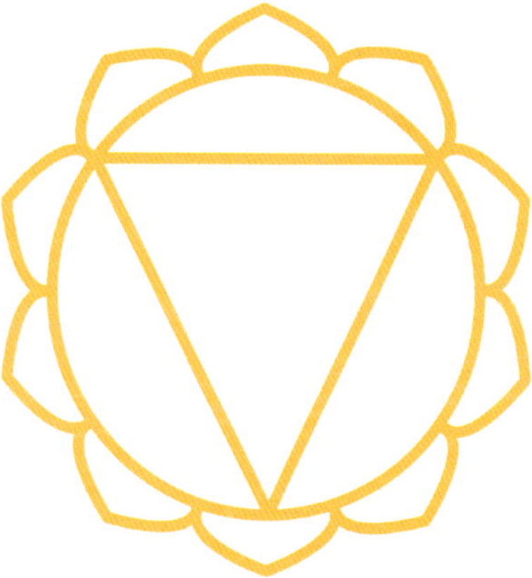

Manipura Chakra

Chakra des Selbstbwusstseins, das aufgrund seiner immensen Sonnenkraft auch Gefahr läuft, andere in den Schatten zu stellen

Die Bedeutung von Manipura in seiner Übersetzung aus dem Sanskrit lautet: Stadt der Juwelen. Schon der Name verweist also auf die Strahlkraft dieses Chakras. Denn was glänzt neben der Sonne selbst schon mehr als ein Juwel?

DAS FEUER DES LEBENS

Das Manipura Chakra ist das Zentrum des Feuers und damit Zentrum unserer Vitalität und Energie. Während es im Mooladhara Chakra um das blanke Überleben geht, findet sich hier der Antrieb des Menschen, zu leben und sein Leben zu formen und zu gestalten. Hat man zum Beispiel eine Idee oder eine Vision (siehe Ajna Chakra ab Seite 17), dann liefert Manipura die nötige Energie und Tatkraft, diese umzusetzen. Jeder von uns kennt Menschen, bei denen diese Kraft unerschöpflich zu sein scheint. Und vermutlich kennt jeder bei sich selbst auch den Zustand, in dem die Akkus einfach leer sind und alleine der Gang zum Supermarkt zur Zumutung wird. Während sich das eine anfühlt, als hätten wir einen Porsche in uns, empfinden wir den anderen Zustand, als wäre der Motor müde und der Tank leer. Beides kann in übertriebener Ausprägung fatale Wirkungen haben: Wir explodieren oder wir erlöschen.

Genau da liegt die Herausforderung bei diesem Chakra: Es ist die Quelle der Lebenskraft, auf die jeder Mensch zugreifen kann, und diese Quelle braucht Zuwendung, damit sie nicht verebbt oder sich in einem Übermaß an Aktivität verfängt.

Wenn wir – wie so oft im Yoga und anderen ganzheitlichen Disziplinen – von Zentrum sprechen, sollten wir dieses im Manipura Chakra suchen. Damit liegen wir fast immer richtig.

Wenn sich der Widder sonnt

In der Symbolik des Manipura Chakras stehen die Aspekte Vitalität und Schaffenskraft im Vordergrund. Das Feuer als Element dieses Chakras macht dies bereits deutlich. Die Redewendung wie »Feuer und Flamme für etwas sein« verweist zum Beispiel auf die Begeisterungsfähigkeit und den lebendigen Antrieb, die hier zu Hause sind. Verdeutlicht werden diese Qualitäten durch das leuchtende Gelb als Chakrenfarbe, das direkt das Feuer und indirekt die Sonne symbolisiert. In der Yogaphilosophie steht darüber hinaus auch das

Dreieck für die Feuerkraft. Ohne Sonne und Feuer gäbe es kein Leben, und ohne Manipura Chakra würden alle unsere Antriebe und Impulse keine Umsetzung finden.
Der Widder als Chakrentier schlägt hier in die gleiche Kerbe, denn er ist ein Feuerzeichen, das in der westlichen Astrologie für das »Nach-vorne-Drängen« steht. Die Blütenblätter des Lotus symbolisieren hier negative Gedanken, denen man zum Opfer fallen kann, wenn das innere Feuer und die Leidenschaft nicht dafür sorgen, im Leben voranzuschreiten. Aber Vorsicht: Menschen, die sehr vom Manipura Chakra geprägt sind, können durch ihr starkes Selbstbewusstsein sehr überzeugend auftreten, damit aber auch über die Stränge schlagen – wodurch sie sich und auch andere an den Rand der Erschöpfung treiben können.

Im Brennpunkt der Lebendigkeit

Die körperliche Dimension des Manipura Chakras, auch Nabelchakra genannt, befindet sich in der Mitte der Lendenwirbelsäule, direkt hinter dem Bauchnabel. In der Nähe dieses Punktes befinden sich fast alle lebenswichtigen Organe, die energetisch betrachtet durch die Lebenskraft des Manipura Chakras versorgt werden, etwa die Verdauungsorgane, die für die Nahrungsumwandlung verantwortlich sind und so Energien freisetzen.

Ebenso finden sich hier Drüsen, die in Stresssituationen Adrenalin ausschütten und den Angriff- beziehungsweise Kampfreflex anfeuern können (siehe Seite 42), ein klassisches Charakteristikum des wettbewerbsorientierten Manipura-Typen. Auf Sinnesebene sind diesem Chakra das Auge und das Sehen zugeordnet, was einem klaren Blick und einer scharfen Geisteskraft entspricht. Auch die Fähigkeit, in anderen Menschen Potenziale zu erkennen und sie zu motivieren und zu fördern, zeigt sich in dieser Symbolik.

Chakrensymbolik auf einen Blick

- *Name: Manipura Chakra*
- *Andere Bezeichnung: Nabelchakra*
- *Bedeutung: Stadt der Juwelen*
- *Qualitäten: Vitalität, Selbstbewusstsein, Tatkraft*
- *Schattenseiten: Dominanz,Despotismus, Übereifer*
- *Element: Feuer*
- *Chakrentier: Widder*
- *Geometrische Form: Dreieck*
- *Farbe: leuchtendes Gelb*
- *Lotusblätter: 10*
- *Sitz: Mitte der Lendenwirbelsäule*
- *Aktivierungspunkt: Bauchnabel*
- *Sinn, Sinnesorgan: Sehen, Auge*

SELBSTBEWUSST DURCHS LEBEN GEHEN

Die Fähigkeit, selbstbewusst durchs Leben zu gehen, ist in unserer Gesellschaft nicht nur positiv besetzt. Schnell bezeichnet man einen charismatischen Menschen als arrogant und überheblich. Und wenn dieser dann obendrein erfolgreich ist, verstärken sich die Vorurteile noch. Mit uns selbst gehen wir meist nicht viel anders um, was auf dem Weg in ein kraftvolles, selbstbestimmtes Leben hinderlich sein kann.
Dass wir in der Kindheit öfter gehört haben, nicht so wild zu sein, uns bescheiden zu bedanken oder uns selbst einfach nicht so wichtig zu nehmen, ist die eine Theorie, warum es uns manchmal so schwerfällt, in unserer Kraft zu sein. Umgekehrt wird einem zurückhaltenden Kind oft immer wieder nahegelegt, sich durchzusetzen, wenn es erfolgreich im Leben sein möchte.

Brennen für die richtige Sache

Unabhängig von solchen Kindheitserfahrungen haben wir es im Manipura Chakra mit einer spannenden Quelle zu tun, die Aufschluss geben kann über die eigene Lebensgestaltung. Denn in diesem Zentrum der Willenskraft liegt das Potenzial verborgen, Visionen in die Tat umzusetzen und sein Leben gemäß der eigenen Vorstellungen in die

Hand zu nehmen. Unabdingbare Voraussetzung dafür ist natürlich, tatsächlich über eine Vision zu verfügen, weshalb hier einmal mehr deutlich wird, warum es so wichtig ist, das sechste Chakra (Ajna ab Seite 17) an den Anfang der Reise zu stellen. Sind die Visionen zudem noch frei von egozentrischen Zielen, wie man es ja durch die Yogapraxis erreichen möchte, dann brennt das Feuer hier im Manipura Chakra nur für eins: die richtige Sache.

Ein weiterer Schritt zur Einheit

Solches Brennen ist nicht mit dem Gefühl von Anstrengung oder Überforderung verbunden. Das passiert nur dann, wenn die unteren energetischen Baustellen im ersten und zweiten Chakra (Mooladhara ab Seite 35 und Swadhisthana ab Seite 53) unausgewogen sind. Denn fühlt man sich in seiner Existenz bedroht, wird man das Feuer nicht nur für sich selbst einsetzen, sondern auch gegen andere, und zum Despoten oder Unterdrücker. Ist man mit seinen Sinnen in Sucht und Überfluss verhaftet, wird auch hier das Feuer Mittel zum Zweck, die eigene Gier zu befriedigen, koste es, was es wolle. Sind die beiden Chakren allerdings geklärt –, das heißt, wir sind uns der Stärken und Schwächen in uns bewusst geworden – kann sich die temperamentvolle Lebensenergie im Manipura Chakra frei entfalten. In der Yogapsychologie heißt es, wenn man einen Punkt der Chakrenleiter erreicht hat (siehe Seite 10), kann man nicht mehr auf eine untere Stufe zurückfallen. Das heißt, Sie können die Qualitäten des Manipura Chakras erleben, wenn Sie die Bereiche der Existenzangst und des Unbewussten berücksichtigen und nicht zum Motor des Handelns werden lassen. Nun können Sie sich ganz der Weiterentwicklung zur Einheit – dem Ziel des Yoga – widmen.

Augen, die tief blicken können

In der Manipura Symbolik (siehe Seite 75) liegt ein weiterer wichtiger Hinweis bezüglich der Qualitäten dieses Chakras verborgen: Das mit dem Manipura Chakra verbundene Sinnesorgan Auge zeigt deutlich die Qualität, Potenziale in sich und anderen zu sehen. Das macht Menschen, die einen intuitiven Zugang zu diesem Chakra haben, oft zu fantastischen Motivatoren, die Aufgaben geschickt verteilen und innerhalb kürzester Zeit wunderbare Ergebnisse erzielen können, weil sie genau erkennen, wer welche Antriebkraft mit sich bringt. Man könnte sagen, dass ein Mensch, der seine Qualitäten im Manipura Chakra verankert hat, sowohl über einen ruhigen Blick verfügt als auch über eine ungebändigte Schaffenskraft. Schauen Sie also genau auf sich und andere, wenn das innere Feuer sich zu einem Waldbrand entwickelt oder zu erlöschen droht. Die Fähigkeit, ein ruhiges Auge auf die Dinge werfen zu können, hilft Ihnen dabei. Die hier zusammengestellte Yogasequenz und die Meditation sind essenziell für einen regulierenden Ausgleich im Kräftespiel dieser feurigen und kräfteintensiven Dynamik.

Vitalität im Alltag entfachen

- Spüren Sie den Drang, unbedingt etwas durchsetzen zu wollen, gehen Sie für einige Momente in sich und schauen Sie, ob es Ihnen mehr um das Durchsetzen als um die Sache selbst geht. Ist Ersteres der Fall, geht vermutlich die Kraft des Feuers mit Ihnen durch, und Sie werden kein befriedigendes Ergebnis erreichen.
- Wenn Sie keinen Antrieb mehr spüren und sich erschöpft fühlen, sorgen Sie besser zuerst einmal gut für sich, statt davon auszugehen, alles schon irgendwie noch hinzubekommen.
- Wenn Selbstzweifel Sie plagen, legen Sie, egal wo Sie sind, eine Hand auf Ihren Bauch und spüren das unbändige Leben, das in Ihnen pocht und darauf wartet, gelebt zu werden.
- Sagt man Ihnen immer wieder, Sie seien ein Kontroll-Freak und würden unfair agieren, wenden Sie sich den Qualitäten dieses Chakras zu, statt sich von seinen Schattendynamiken dominieren zu lassen.

Manipura Yogasequenz

Diese drei Übungen helfen Ihnen, Ihre Vitalität und Lebensfreude mehr zu spüren: 1 und 2 Kandharasana (Schulterhaltung), 3 und 4 Jhulana Lurhakanasana (Schaukeln und Rollen), 5 und 6 Naukasana (Bootshaltung).

- Legen Sie sich zu Beginn der Übungsreihe auf den Rücken. Stellen Sie die Füße hüftbreit auseinander dicht ans Gesäß, die Knie befinden sich über den Fußgelenken. Die Arme liegen nah am Körper, die Handflächen zeigen nach unten. Entspannen Sie den ganzen Körper.

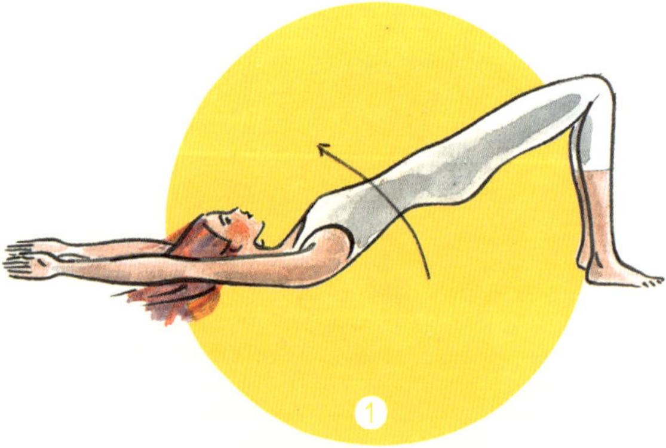

1

KANDHARASANA

- Einatmung: Heben Sie Ihr Becken und dann den Rücken Wirbel für Wirbel langsam nach oben, bis Ihr Kinn fast das Brustbein berührt. Nehmen Sie die Arme synchron zu dieser Bewegung mit nach hinten. 1
- Ausatmung: Beginnen Sie mit dem Ausatmen, Ihren Oberkörper von der Halswirbelsäule aus Wirbel für Wirbel wieder zum Boden abzurollen. Lassen Sie dabei die Arme der Bewegung des Rückens synchron nach vorne folgen, bis sich Oberkörper und Arme wieder vollständig am Boden befinden. 2

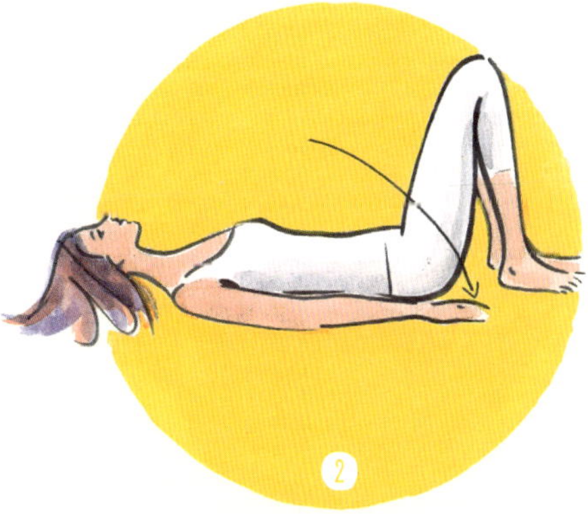

JHULANA LURHAKANASANA

- Einatmung: Ziehen Sie Ihre Knie zur Brust heran, indem Sie die Unterschenkel an der Schienbeinseite mit verschränkten Fingern greifen. Lassen Sie Ihren Oberkörper dabei am Boden liegen und achten Sie darauf, dass Sie den Kopf nicht in den Nacken schieben, sondern eher das Kinn zum Brustbein bewegen. 3
- Ausatmung: Rollen Sie Ihren Körper geführt nach rechts, bis Sie komplett auf der Seite liegen. Atmen Sie ein und kommen Sie wieder zurück zur Mitte. Dann atmen Sie wieder aus, rollen sich auf die linke Seite und kommen mit der Einatmung wieder in die Ausgangslage zurück. Strecken Sie dann die Beine sanft nach vorne aus. 4

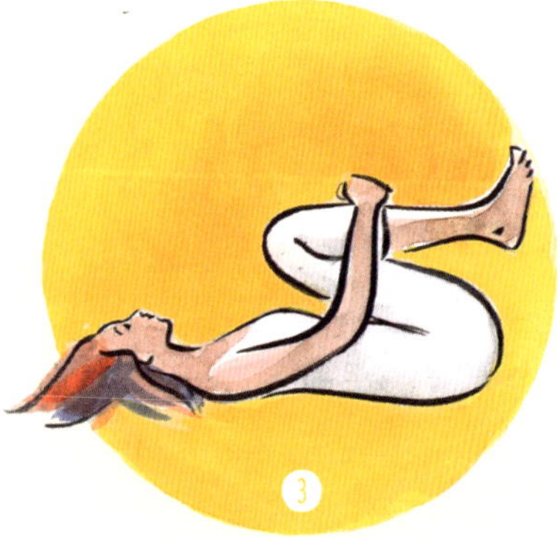

Hinweise zu Ablauf und Achtsamkeit

- *Führen Sie diese Sequenz mit Ruhe und Kraft aus, das heißt, ohne sich zu verausgaben, aber auch, ohne die Momente der Anstrengung zu vermeiden. Nutzen Sie Ihre Beobachtungskraft, um dieses Kräftespiel genau im Blick zu haben.*
- *Da diese Übungsreihe auf den Raum um den Bauchnabel fokussiert ist, konzentriert sich hier Ihre Wahrnehmung auf die Streckung, Dehnung und Massage der Bauchorgane, deren Kraft sich vom Nabelbereich aus im Bauchraum verteilt.*
- *Eine tiefe Bauchatmung kann Ihre Achtsamkeit noch gezielter auf die Bauchregion lenken und sich so regulierend auswirken.*

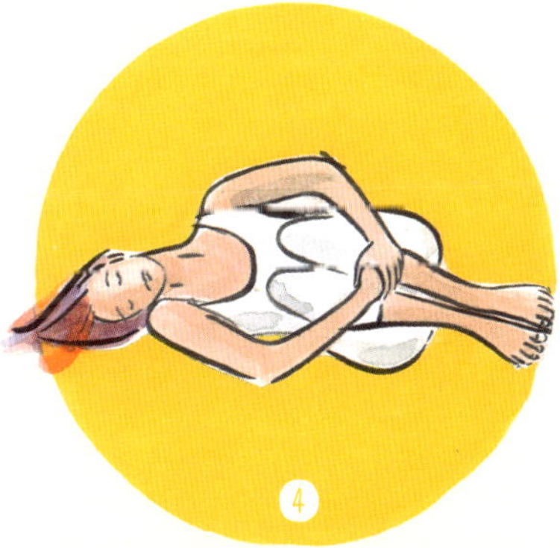

NAUKASANA

- Einatmung: Atmen Sie vollständig in den Bauchraum ein. Heben Sie Ihren Oberkörper in der Atemstille nach oben, indem Sie zunächst die Arme heben und mit den Händen Richtung Füßen ziehen. Ist der Oberkörper gehoben, heben Sie auch die Beine an. 5
- Ausatmung: Legen Sie zunächst die Beine wieder am Boden ab, dann den Oberkörper.
- Füllen Sie den Bauchraum noch einmal kräftig mit Atem, sodass sich alle Muskeln hier entspannen. Dann atmen Sie wieder aus. 6
- Überfordern Sie sich nicht: Sobald Sie den Rücken mehr spüren als den Bauch, senken Sie Oberkörper oder Beine wieder zum Boden ab.

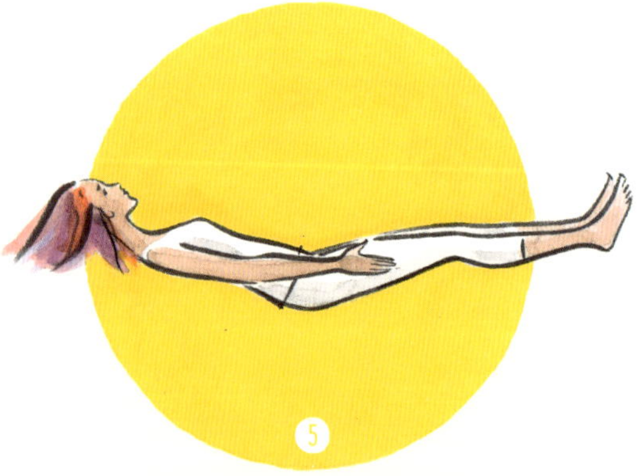

- Um den Rücken zu entlasten, können Sie die Hände unter das Gesäß legen oder nur den Oberkörper anheben und die Füße aufstellen.
- Bevor Sie die Reihe wiederholen oder mit der nächsten Sequenz weitermachen, sollten Sie im Liegen einige Momente nachspüren und abwarten, bis Ihr Atem wieder ruhig und gleichmäßig fließt.

Wirkung

- *Das Verdauungs-, Nerven- und Hormonsystem wird angeregt und gleichzeitig entspannt.*
- *Nervöse Verspannung oder Härte im Bauchraum können verschwinden.*
- *Das innere Feuer wird reguliert.*

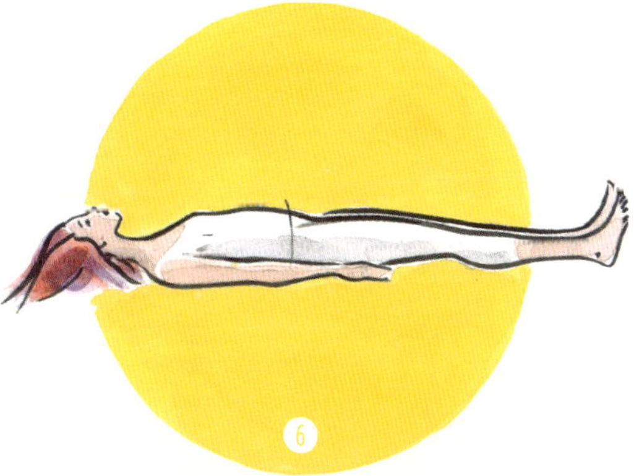

Manipura Meditation

Dieser innere Freudentanz der Lebendigkeit bringt Ihr Selbstbewusstsein ins rechte Maß.

Ausgangshaltung: Sie können die Meditation im Sitzen oder auch im Liegen ausführen. Die liegende Position erleichtert zwar den Atemprozess, dafür spüren Sie aber vielleicht die mentale Wirkung weniger. Egal für welche Position Sie sich entscheiden, achten Sie darauf, dass Ihre Körperhaltung entspannt ist und Sie die Hände auf den Bauch legen können.

Aufmerksamkeit: Richten Sie Ihre ganze Aufmerksamkeit auf Ihren Bauch und auf Ihre Hände. Spüren Sie, wie die Bauchdecke sich wie von selbst langsam und synchron mit Ihrer Atmung hebt und senkt. Sie können beobachten, wie mit Ihrer Wahrnehmung und dem gleichmäßigen Auf und Ab der Bauchdecke, für das Sie nichts aktiv tun müssen, Entspannung und Ruhe einkehren.

Ausführung: Während Sie gleichmäßig und tief in den Bauch und in die Hände ein- und ausatmen, achten Sie darauf, dass sich die Bauchdecke mit der Einatmung hebt und mit der Ausatmung senkt. Falls es genau andersherum ist, stellen Sie langsam die Atemgewohnheit um. Erst wenn Sie sich ganz sicher fühlen und vielleicht sogar anfangen, die Situation zu genießen, wählen Sie den Akzent der Meditation.

Akzent: Wie bei den anderen Meditationen können Sie selbst den Fokus setzen.

- Ressourcenstärkung: Wünschen Sie sich mehr Durchsetzungskraft und Vertrauen in die eigenen Fähigkeiten, dann lenken Sie Ihre Wahrnehmung auf die bewusste Führung von Ein- und Ausatmung zusammen mit einer bewussten Ausführung der Bauchbewegung.
- Potenzialentfaltung: Möchten Sie hingegen Konstanz und Nachhaltigkeit in Ihren Schaffensdrang bringen, damit Sie nicht so schnell übers Ziel hinausschießen und sich verausgaben, beobachten Sie den Atemvorgang, ohne ihn dabei zu unterstützen, und führen Sie die Übung so lange aus, bis die körperliche Entspannung sich auf Ihren Geist und Ihre Seele übertragen hat.

Wenn Sie die von Ihnen gewählte Variante der Manipura Meditation für einige Zeit im Stillen praktiziert haben, beenden Sie die Übung und spüren dem Erlebten im Sitzen oder Liegen nach.

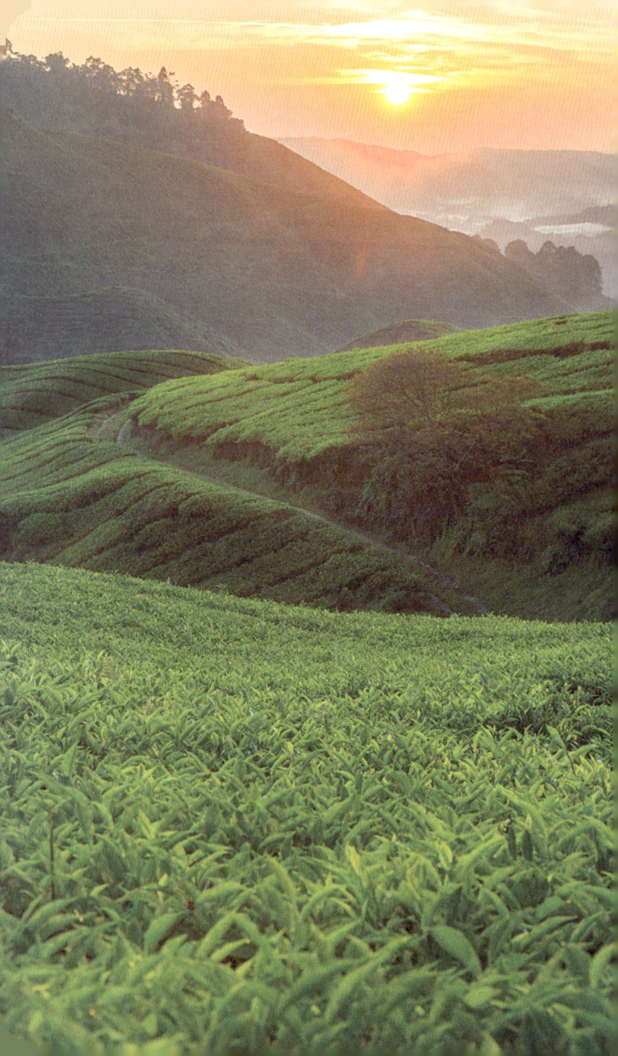

Sich dem Leben und der Liebe öffnen

Gehen Sie wach und offen auf das Leben und die Liebe zu und schließen Sie auf diesem Weg sich selbst, andere Menschen und die Welt mit ein.

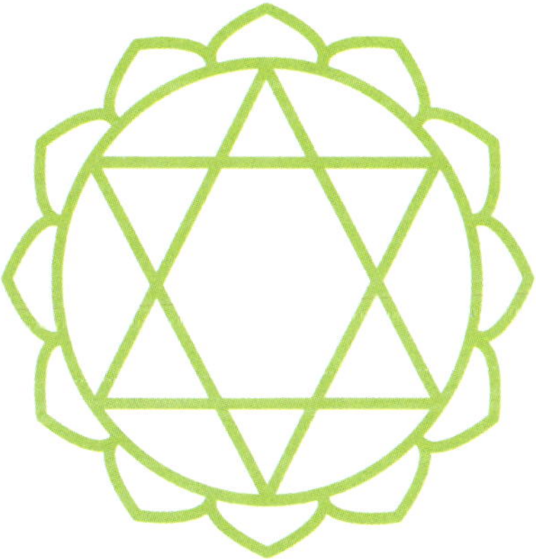

Anahata Chakra

Ein Chakra, das die Liebe ins Zentrum rückt und manchen Mut abverlangt, um sich einzulassen, während andere überprüfen, aus den »richtigen« Motiven heraus zu lieben

Die Bedeutung von Anahata Chakra in seiner Übersetzung aus dem Sanskrit ist: unberührt, ungebrochen. Das bezieht sich zunächst einfach auf den unberührten Klang, der ohne das Zusammentreffen von zwei Gegenständen (etwa Trommel und Stock) einfach so aus sich heraus da ist. Im Yoga nennt man diesen Klang ohne Anfang und ohne Ende auch Urklang oder Schwingung. Dabei ist dieser Klang so ungebrochen wie der Herzschlag von der Geburt bis zum Tod.

DAS UNBERÜHRTE BERÜHREN

Die Bedeutung lässt sich auf das Thema dieses Chakras übertragen: die Liebe. So wie der Urklang wird auch die Liebe als Urqualität gesehen, die ebenso bedingungslos ist wie der Klang und weder an einen Anfang noch an ein Ende gebunden ist. Sie ist als Zustand im Menschen ohne sein Zutun angelegt und schließt Selbstliebe ebenso ein wie umfassende Mitmenschlichkeit und Toleranz. Dabei wird besonders die Fähigkeit ins Licht gerückt, Menschen, Lebewesen und Zustände so zu nehmen, wie sie sind, ohne die Liebe von eigenen Bedingungen abhängig zu machen. Was nicht bedeutet, alles hinzunehmen, jedoch auch bei einem klaren Nein den ungebrochenen Zugang zum Herzen nicht zu verlieren. Damit ist dieses Chakra eine Kraftquelle höchster Potenzialentfaltung, die in der eigenen Entwicklung ebenso spürbar werden kann wie im Zusammensein mit anderen, wenn man hier wach bleibt und eigennützige Antriebe und Interessen im karitativen Gewand nicht mit bedingungsloser Liebe verwechselt.

Von Luft und Liebe leben

In der Symbolik des Anahata Chakras kommen viele Aspekte zusammen, wobei einer ganz besonders wichtig ist für einen authentischen Zugang zum doch oft trivial gebrauchten Begriff der Liebe. Dieser Aspekt ist die Wachsamkeit, repräsentiert durch das Chakrentier Antilope. Solche Wachsamkeit braucht es in diesem luftigen Chakra (Farbe Grün/Blau), das sich leicht verflüchtigen kann, damit wir immer wieder überprüfen können, ob unsere Handlungen wirklich bedingungslos sind oder doch ein bestimmtes Ziel verfolgen. Ebenso wichtig ist diese Wachsamkeit, weil das

Anahata Chakra den Übergang vom Materiellen ins Bewusste darstellt und dieser Brückencharakter immer wieder dazu führen kann, das eine mit dem anderen zu verwechseln. Während alle Chakren vorher einem greifbaren Element wie Erde, Wasser, Feuer zugeordnet waren, haben die Chakren, die dem Anahata Chakra folgen, keine stofflichen Eigenschaften mehr. Es geht hier um den Übergang vom Greifbaren zum Spürbaren. Repräsentiert wird dieser Übergang durch die zwei ineinander verschlungenen Dreiecke, die gemeinsam ein Hexagramm (Sechsstern) bilden, wobei das Dreieck mit der Spitze nach oben für Shiva (Bewusstsein) und das Dreieck mit der Spitze nach unten für Shakti (Materie) steht. Zwischen diesen Welten bewegt sich laut Yogapsychologie die Fähigkeit der bedingungslosen Liebe zum ganz handfesten, irdischen Leben und die ungebundene Liebe zum unendlichen Bewusstsein, das unsere Existenz durchzieht, obwohl man es nicht wirklich beweisen oder sehen kann.

Kann man Liebe fühlen?

Die körperliche Dimension der Yogatradition sagt hier eindeutig Ja. Denn der Sinn, der dem Anahata Chakra zugeordnet ist, ist das Fühlen und das Sinnesorgan die Haut. Darum ist in den dargestellten Yogasequenzen das Nachspüren besonders

wichtig. Denn auf diese Weise kann aus einer rein physischen Übung, über die »Brücke« der Haut und des Fühlens, ein Zugang zum Herzen entstehen, der den inneren Haltungen eine Tiefe und eine Relevanz für das Leben jenseits der Yogamatte geben kann.
Aktivierungspunkt ist das Brustbein, das auf den ganzen Herzraum verweist und so auch das Herz als Organ miteinschließt, auch wenn man wissen muss, dass mit dem Herzen im Yoga immer das energetische Herzzentrum gemeint ist, das sich hinter dem Brustbein verbirgt und mit dem Anahata Chakra verbunden ist.

Chakrensymbolik auf einen Blick

- *Name: Anahata Chakra*
- *Andere Bezeichnung: Herzchakra*
- *Bedeutung: ungebunden*
- *Qualitäten: Offenheit, Empathie, Toleranz*
- *Schattenseiten: Eifersucht, Hass, Verletzung*
- *Element: Luft*
- *Chakrentier: Antilope*
- *Geometrische Form: Hexagramm*
- *Farbe: Grün/Blau*
- *Lotusblätter: 12*
- *Sitz: Brustwirbelsäule*
- *Aktivierungspunkt: Brustbein*
- *Sinn, Sinnesorgan: Fühlen, Haut*

WACH WERDEN FÜR DAS GESCHENK DER LIEBE

Das Bedürfnis nach Liebe ist nichts, was man sich aussuchen kann, da es uns sozusagen in die Wiege gelegt wird. Somit passt es in der Interpretation der Yogis ganz gut, es als Urgefühl zu bezeichnen, das an nichts gebunden ist, vor allem an keine Erwartungen. Liebe spürt man unter anderem durch die Freisetzung von Hormonen, insbesondere durch Oxytocin, das als Bindungshormon in der Mutter-Kind-Beziehung ausgeschüttet wird. Aber darauf beschränkt es sich nicht, denn es ist nachweisbar, dass auch soziale Kontakte das Gefühl von Verbundenheit auslösen können.

Mitten im Herzen

Relativ neu ist die wissenschaftliche Erkenntnis, dass Oxytocin nicht nur im Gehirn ausgeschüttet, sondern direkt im Herzen produziert wird. Diese Erkenntnis setzt Diagnosen, die ursprünglich eher esoterisch wirkten – etwa das »Broken-Heart-Syndrom«, das sich wie ein Herzinfarkt äußern kann und Stress durch Trauer oder Freude ausdrückt –, in ein medizinisch fundiertes Licht. Und so kommt der im Yoga elementare Zusammenhang zwischen Körper und Psyche auch hier, im Themenfeld der Liebe, zum Tragen. In der Yogapsychologie deckt das Herzchakra ein großes Spektrum an konträren Gefühlsdimensionen ab. Sie reichen von bedingungsloser Liebe über Eifersucht bis hin zu blindem Hass. Und je nach Situation können diese Gefühle mit uns »durchgehen«, wenn wir uns noch nicht auf den Weg der Chakrenreise gemacht haben. Da Sie mit diesem Buch schon über die ersten Stufen der Chakrenleiter gereist sind, wissen Sie, dass durch die »Arbeit« an den unteren Chakren bereits ein guter Grundstein dafür gelegt ist, die positive Qualität dieser Herzregion zu erkunden: Ist man mit seinen Ängsten gut im Kontakt (Mooladhara Chakra), bereit, das Unbewusste sichtbar zu machen (Swadhisthana Chakra), und setzt man seine Impulse bewusst um (Manipura Chakra), dann steht einer Öffnung im Herzen so gut wie nichts mehr im Wege.

Sich selbst lieben

Die Voraussetzung dafür, dass wir auch diese Sprosse der Leiter erklimmen, ist Wachsamkeit! Die Antilope sollte uns hier immer begleiten, denn auch bei noch so guter Vorbereitung kann es auf der Reise zu unvorhersehbaren Ereignissen kommen, die sich außerhalb des gewöhnlichen Fahrwassers befinden. Und schon ist man mittendrin in den verletzten Gefühlen.

Aber was sind verletzte Gefühle genau? Zunächst sind es negative Gefühle, die uns schwächen, und ein Zustand, der davon ausgeht, dass wir verletzbar sind. Doch verletzbar sind nur unsere Vorstellungen von uns selbst und die Vorstellungen von anderen. Werden diese enttäuscht, ist Verletzung da. Wie die Sonne das Dunkle vertreibt, so hat das Anahata Chakra die Kraft, destruktive Gedanken zu vertreiben, aus dem Kreislauf von Liebe geben und Liebe nehmen herauszutreten und sich in den Zustand des »Liebe-Seins« hineinzubegeben. In diesem Zustand nimmt man nicht alles hin. Im Gegenteil, man nimmt Kontakt auf zur bedingungslosen Selbstliebe. Diese sorgt nicht – wie angenommen – dafür, dass man sich selbst schützt, indem man sich verschließt. Selbstliebe schützt uns vielmehr dadurch, dass wir uns öffnen, und zwar zunächst für uns selbst. Denn wenn wir uns selbst nicht lieben, dann können wie auch keinen anderen lieben, ohne etwas zurückzuerwarten.

Die Liebe fließen lassen

Die bedingungslose Liebe für andere hat also nichts mit Aufopferung oder Selbstaufgabe zu tun. Denn sie bringt keine Opfer, und sie sorgt gut für uns selbst, sodass sie einfach ohne Anstrengung fließt. Die Philosophie des Yoga besagt, dass, wenn man in seiner Entwicklung an diesem Platz angekommen ist, mit dieser Kraft eine besondere Verantwortung erwächst. Schlechte Gefühle oder

Gedanken, ausgesprochen oder nur gedacht, können zur Realität werden, wie auch das Lästern über andere Menschen. Ebenso können sich positive Gedanken und Hoffnung durch das Fühlen und Denken von positiven Dingen verbreiten. Es geht also einmal mehr darum, darauf zu achten, wie man seine Gefühlsrealität gestaltet und die anderer Menschen dadurch mitprägt. Das nennt man Eigenverantwortung im Herzen!

Liebe im Alltag leben

- Achten Sie auf Ihre Gedanken! Wann immer Sie das Gefühl haben, sich oder andere be- oder abwerten zu wollen, geben Sie dieser Verlockung nicht nach, denn Sie erschaffen damit schnell einen eindimensionalen Nährboden.
- Fühlen Sie sich überfordert durch die Ansprüche anderer Menschen, verwechseln Sie Liebe nicht damit, über Ihre Grenzen zu gehen. Denn letztendlich versteckt sich dahinter auch nur der Wunsch nach Bestätigung oder Anerkennung gut getarnt.
- Spüren Sie, dass Sie sich aufgrund von Verletzungen verschließen, dann prüfen Sie, ob diese Verletzungen tatsächlich durch Ihr Gegenüber ausgelöst wurden oder ob es alte Wunden sind, die hier schmerzen. So haben Sie die Chance, sich neuen Gelegenheiten der Liebe zu öffnen.

Anahata Yogasequenz

Öffnen Sie sich und spüren Sie große Weite bei dieser Übungsreihe. Sie besteht aus 1 und 2 Skandha Chakra (Kreisen der Schultern), 3 und 4 Gomukhasana (Kuhgesichtshaltung) sowie 5 und 6 Ushtrasana (Kamelhaltung).

- Setzen Sie sich in den Fersensitz, wobei sich die großen Zehen berühren. So bilden Ihre Füße eine Schale, in die Sie das Gesäß hineinsinken lassen. Die Hände liegen entspannt auf den Oberschenkeln. Lassen Sie Ihren Blick weich und offen werden. Zur Entlastung können Sie eine Decke unter das Gesäß oder zwischen die Beine legen und die Beine leicht öffnen.

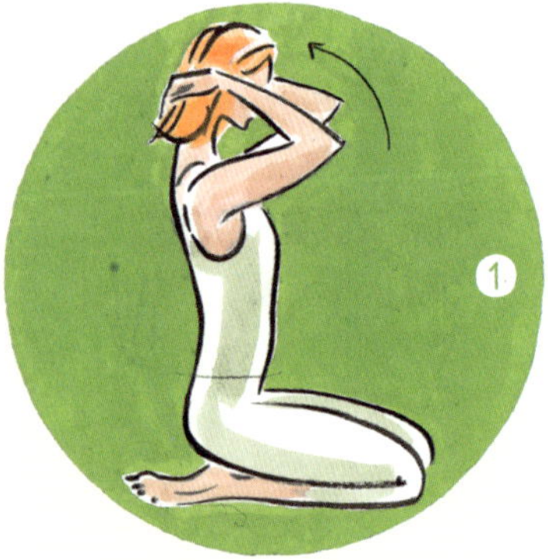

SKANDHA CHAKRA

- Einatmung: Setzen Sie die Fingerkuppen wie Saugnäpfe auf die Schultern und kreisen Sie die Ellenbogen zunächst über vorne (Ellenbogen berühren sich) nach oben (Oberarme befinden sich am höchsten Punkt neben den Ohren). 1
- Ausatmung: Führen Sie den Kreis zu Ende, indem Sie die Ellenbogen über hinten (die Schulterblätter kommen, wenn möglich, zusammen) nach unten führen, bis die Ellenbogen wieder entspannt zum Boden weisen. 2
- Mit der nächsten Einatmung kreisen Sie in die andere Richtung, also über hinten nach vorne.

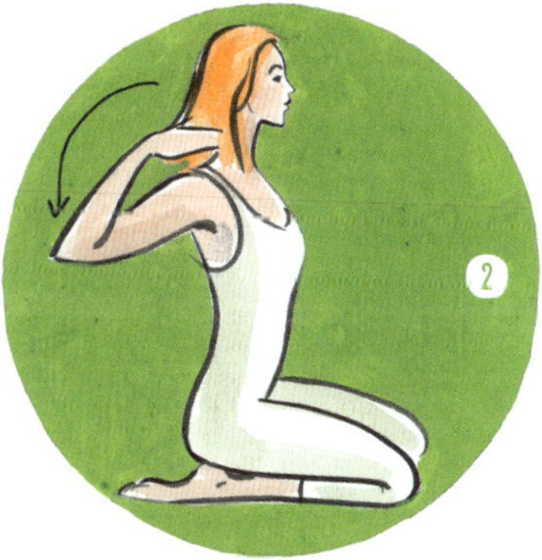

GOMUKHASANA

- Heben Sie mit der Einatmung den rechten Arm, beugen Sie beim Ausatmen beide Ellenbogen und bringen Sie hinter dem Rücken Ihre Hände zusammen. Falls das nicht möglich ist, lassen Sie die Hände unverbunden oder nehmen ein Tuch als Verbindung.
- Einatmung: Atmen Sie tief ein, dass sich der Rücken streckt und der Brustraum öffnet. 3
- Ausatmung: Beugen Sie den Oberkörper mit verbundenen Händen nach vorne. Eventuell berühren Sie dabei mit der Stirn den Boden.
- Bei der nächsten Einatmung heben Sie den Oberkörper nach oben und lösen mit der Ausatmung die Hände. Wechseln Sie die Armhaltung und wiederholen Sie die Übung. 4

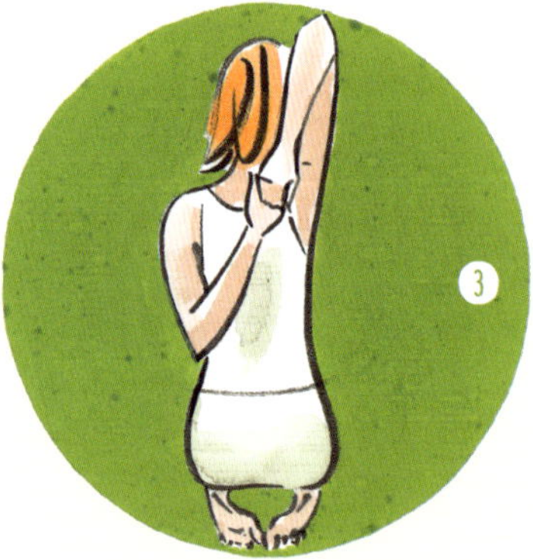

Hinweise zu Ablauf und Achtsamkeit

- *Achten Sie darauf, dass Sie die Bewegung aus dem Herzraum heraus ausführen und nicht aus den Armen heraus. So wird der Herzraum von zwei Seiten gedehnt, massiert und gekräftigt: vom Brustraum und vom oberen Rücken (in Höhe der Schulterblätter) aus.*
- *Sie können sich vorstellen, dass der vordere Herzraum für die Liebe steht, die Sie anderen und der Welt gegenüber empfinden.*
- *Die Rückseite des Herzraums können Sie als Symbol für die Liebe sehen, die Sie sich selbst schenken.*
- *Verbinden Sie, wenn möglich, gedanklich beide Bereiche zu einem vollständigen Ganzen.*

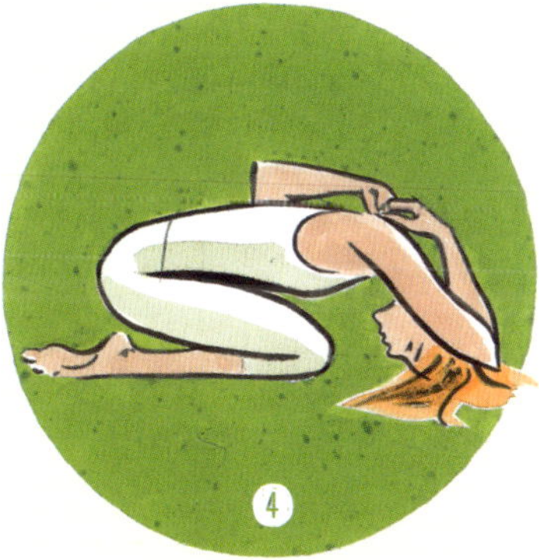

USHTRASANA

- Einatmung: Setzen Sie beide Hände hinter sich auf den Boden, sodass Sie in eine leichte Rücklage kommen. Drücken Sie sich mit der Kraft Ihrer Arme nach vorne, damit der Brustraum sich nach vorne wölben kann. 5
- Ausatmung: Lassen Sie den Kopf in den Nacken sinken, ohne dass sich die Wirbelsäule verändert. Der Brustraum bleibt gewölbt. 6
- Kommen Sie mit der nächsten Einatmung wieder in die aufrechte Sitzhaltung und legen Sie die Hände auf die Oberschenkel. Schließen Sie für einige Momente die Augen und spüren Sie von Brust und Rücken her in den Herzraum hinein. Wenn Sie mögen, visualisieren Sie eine weite, grüne Ebene.

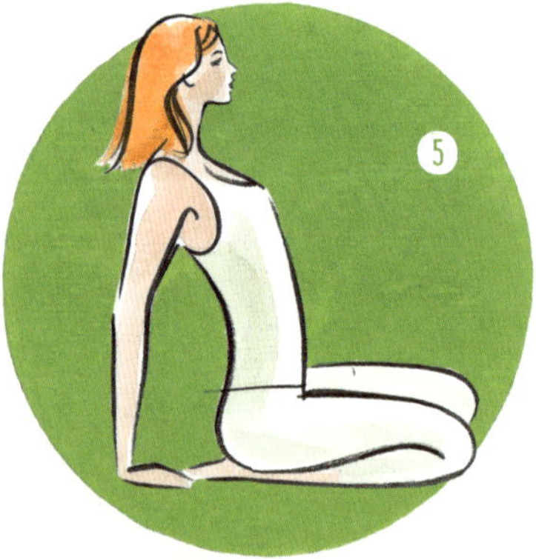

- Entweder Sie fahren danach mit der nächsten Sequenz fort, oder Sie wiederholen die Anahata-Reihe noch ein paar Mal.

Wirkung

- *Auf physischer Ebene wird die Aufrichtung der Wirbelsäule verbessert; die starre Brustmuskulatur wird zugänglicher, da mehr Raum entsteht.*
- *In emotionaler Hinsicht können Ängste verschwinden; außerdem kann sich der Mut entwickeln, sich neuen oder alten schwierigen Situationen zu stellen.*
- *Mentale Wirkungen können Sie dahingehend erspüren, dass geistige Anspannungen sich auflockern und sich Entspannung einstellt.*

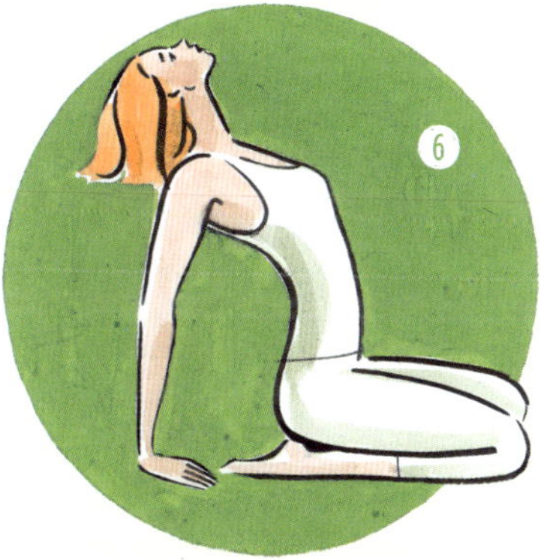

Anahata Meditation

Diese mentale Geste der Liebe stärkt Ihre Offenheit und Ihre Fähigkeit zur Empathie.

Ausgangshaltung: Kommen Sie in eine angenehme Sitzposition, in der Sie besonders den Oberkörper klar aufrichten und Ihren Brustkorb weit öffnen können. Die Arme sollten Sie vollständig strecken und auf den Beinen ablegen, wobei die Handflächen nach oben weisen sollten. Wenn Sie sich im Fersensitz befinden, müssen Sie die Beine ein wenig öffnen. Rollen Sie bei beiden Händen den Zeigefinger ein und legen Sie diesen zum Ansatz des Daumens. Verbinden Sie dann die Fingerkuppen von Daumen, Mittel- und Ringfinger miteinander und spreizen Sie den gestreckten kleinen Finger Richtung Boden.

Aufmerksamkeit: Sie nehmen gerade eine Haltung ein, die Hridaya Mudra (Geste der Liebe) bedeutet. Damit ist besonders die Handhaltung gemeint, aber auch die innere Haltung, der Sie hier besonders Aufmerksamkeit schenken können. Wie fühlt sich die Gegend um das Herz an? Fühlen Sie sich eng oder weit? Was macht die physische Geste mit Ihrer Gefühlswelt? Werden Sie wach für diese Bezüge.

Ausführung: Atmen Sie ein, indem Sie den Atem und die Aufmerksamkeit vom kleinen Finger ausgehend die gestreckten Arminnenseiten hinauf bis zum Herzraum führen, wo sich beide Atemlinien treffen. Mit der Ausatmung atmen Sie vom Herzraum die beiden Arminnenseiten zurück bis zu den kleinen Fingern.

Akzent: Sie haben nun zwei Möglichkeiten, diese Meditation auszuführen, je nachdem, welcher Fokus Sie am meisten anspricht.

- Ressourcenstärkung: Schöpfen Sie gewohntermaßen Kraft aus Ihrer Offenheit und Empathie, stärken Sie diese Fähigkeit, indem Sie Ihre Wahrnehmung besonders auf die Ein- und Austrittsstelle der gedanklichen Atmung auf Höhe des Brustbeins richten.
- Potenzialentfaltung: Haben Sie das Gefühl, sich gerade zurückzuziehen und sich schützen zu wollen und dadurch entweder sich, den anderen oder Sie beide zu verpassen, nehmen Sie besonders den gedanklichen Weg der Ein- und Ausatmung entlang der Arminnenseiten (Herzmeridian) wahr.

Führen Sie die Meditation für einige Minuten in Stille aus. Dann beenden Sie die Übung und spüren dem Erlebten im Sitzen oder Liegen nach.

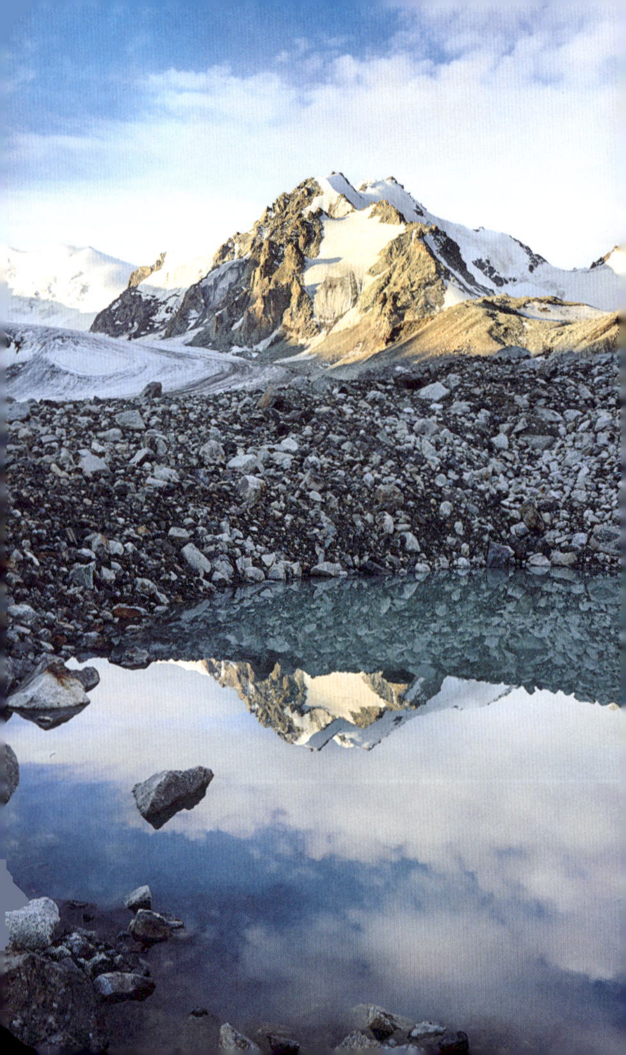

Dem Leben klar begegnen

Begrüßen Sie die Tatsache, dass alles im Leben zwei Seiten hat, und entwickeln Sie eine Haltung, welche die Dualität von Gut und Böse erlaubt.

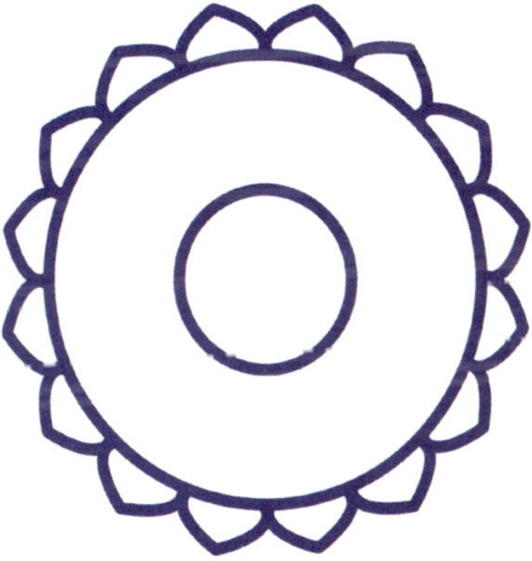

Vishuddi Chakra

Ein Chakra, das nicht nur innere Klarheit fördert, sondern diese auch im Außen wahrhaftig zum Ausdruck bringt

Die Bedeutung von Vishuddi Chakra in seiner Übersetzung aus dem Sanskrit ist: Zentrum der Reinigung. Bereits in den Chakren zuvor wurde viel geklärt, was also macht dieses Chakra zum Zentrum der Reinigung? Es geht hier einmal mehr um den Weg zur Einheit (Yoga) und die damit verbundene Loslösung von der Dualität. Während bereits beim vorherigen Chakra (Anahata) von der Brücke zwischen Materie und Bewusstsein die Rede war (siehe Seite 92), befasst sich das Ajna Chakra, das in der Chakrenleiter Vishuddi folgt und das Sie im ersten Kapitel kennengelernt haben, mit der Auflösung der Dualität. Was also ist dazwischen im Vishuddi Chakra zu finden?

SPRACHROHR DER AKZEPTANZ

Hier geht es um nichts weniger als darum, die zwei Seiten, die alles im Leben hat, anzunehmen und keiner von beiden mehr oder weniger Wertschätzung entgegenzubringen, sondern die Pole als das zu nehmen, was sie sind, nämlich die zwei Seiten einer Medaille.

In der indischen Mythologie gibt es die Geschichte von Neelkanth, dem Blaukehligen, mit dem niemand anders als Shiva selbst gemeint ist. Die blaue Kehle bekam Shiva, weil er das Gift Halahala trank, mit dem weder Götter noch Dämonen etwas anzufangen wussten, als es zusammen mit dem Elixier des Lebens (Amrita) aus dem Meer auftauchte. Shiva, der um die Ordnung der Welt weiß und für den Gut und Böse aus der gleichen Quelle kommen, konnte das Gift trinken und im Zentrum der Reinigung, am Vishuddi Chakra oder Kehlkopfchakra, so in sich aufnehmen, dass es nicht tödlich für ihn war. Reinigung bedeutet also nicht, Böse in Gut zu verwandeln, sondern beides zu akzeptieren, wodurch ein wichtiger Schritt zur Einheit getan ist.

Reinen Herzens, reinen Wortes

In der Symbolik des Vishuddi Chakras wird der Grundgedanke der Reinheit vielfältig verdeutlicht. Das diesem Chakra zugeordnete Element ist Äther, das in der indischen Philosophie das fünfte Element darstellt und noch reiner ist als die Luft. Im übertragenen Sinn kann es als »Raum« verstanden werden, das heißt, als Dimension, die beinahe jenseits der Stofflichkeit liegt – ohne greifbares Element, aber dennoch spürbar. Der Kreis, als geometrisches Symbol, unterstreicht die Bedeu-

tung von Raum, weil er das Grundzeichen der Meditation darstellt und damit das Betreten von Bewusstseinsräumen symbolisiert.
Das Chakrentier von Vishuddi ist ein weißer Elefant, der als Reittier des reinen Bewusstseins den Aspiranten einlädt, auf seinem Rücken in die nächste Stufe zu reiten. Die 16 Blütenblätter des Lotus stehen, wie in den anderen Chakren auch, für die Anzahl der Nadis (Energiekanäle), die hier zusammenlaufen. Die Farbe von Vishuddi Chakra ist Violett, als Farbe von Spiritualität, Geist und Reinheit. Das Vishuddi Chakra ist der Ort, an dem richtiges Urteilsvermögen zu Hause ist und wo der klare Ausdruck wohnt – wenn diese nicht gerade auf Urlaub sind und ihre Mitbewohner Striktheit und starres Schweigen die Hausmacht übernommen haben.

Gespräch mit dem Geist

Die körperliche Dimension des Vishuddi Chakras ist im Hals, in der Kehlkopfregion verortet. Aktiviert werden kann es direkt über den Kehlkopf, von außen sichtbar als Adamsapfel, zum Beispiel durch Jalandhara Bandha (Kehlkopfverschluss, wobei man das Kinn zum Brustbein neigt).
Das Sinnesorgan von Vishuddi Chakra ist das Ohr und der Sinn selbst das Hören, wobei Letzteres gar nicht im konkret physischen Sinne gemeint ist,

sondern mehr in übertragener Bedeutung: Man wird offener dafür, mit dem Geist zu hören und sich nicht nur klar auszudrücken, sondern auch nonverbal zu kommunizieren. Das bedeutet natürlich nicht, in Einsilbigkeit und starres Schweigen zu verfallen, sondern vielmehr die Dimension des Hörens ins Feinstoffliche auszubreiten und empfänglicher zu werden für die sanften Zwischentöne des höheren Selbst und darüber zu kommunizieren (siehe Ajna Chakra ab Seite 17).

Chakrensymbolik auf einen Blick

- *Name: Vishuddi Chakra*
- *Andere Bezeichnungen: Kehlkopfchakra, Halschakra*
- *Bedeutung: Zentrum der Reinigung*
- *Qualitäten: Klarheit, Urteilsvermögen, Ausdruckskraft*
- *Schattenseiten: Striktkeit, Einsilbigkeit, Schärfe*
- *Element: Äther (Raum)*
- *Chakrentier: weißer Elefant*
- *Geometrische Form: Kreis*
- *Farbe: Violett*
- *Lotusblätter: 16*
- *Sitz: Nacken*
- *Aktivierungspunkt: Kehlkopf*
- *Sinn, Sinnesorgan: Hören, Ohren*

REINHEIT – DAS SPRUNGBRETT ZUR EINHEIT

Das Bedürfnis nach Klarheit lässt sich besonders bei Kindern gut beobachten. Kinder können sich dann besser orientieren, wenn Dinge beim Namen genannt werden, ohne dass verbale Zuckerwatte oder moralisierende Äußerungen ins Spiel kommen. Beobachtet man zum Beispiel einen Streit von Zweijährigen um ein Förmchen im Sandkasten, zeigt sich, dass die Kinder den Konflikt meist recht schnell lösen. Zunächst schreien und weinen sie und werfen mit Sand, denn sie erleben gerade, dass es Haben und Nicht-Haben gibt und nicht mehr alles, wie noch vor Kurzem, Friede-Freude-Einheitskuchen ist. Das ist eine schmerzhafte Erfahrung für die Kinder, die hier mit der Dualität des Lebens in Kontakt treten.

Stürmen nun zwei Mütter auf das Streitfeld und erklären ihren Kindern, dass es »besser« wäre, wenn man abgeben kann, und »schlechter«, wenn man es nicht täte, verwirrt das die Kinder nur, und sie werden meist noch wütender. In den wenigsten Fällen kommt es zu einer befriedigenden Lösung. Warten Eltern dagegen einige Minuten ab, statt sich einzumischen, erledigt sich der Streit meist von selbst, weil andere Dinge die Aufmerksamkeit der Kinder verlangen. Das Förmchen wird dann zu einem Gegenstand, den man mal haben wollte, aber nicht bekommen hat – und nicht zum Ausgangspunkt einer hochgeschaukelten Grundsatzdiskussion über Gut und Böse. Schlichtet sich der Streit nicht von selbst und die Mütter erkennen an, dass hier gerade der Schmerz über die Dualität des Lebens zum Ausdruck kommt, können sie sagen: »Ja, du möchtest das jetzt haben. Und der andere auch. Und es ärgert dich, dass du es nicht haben kannst, weil der andere es eher hatte.« Dann erlebt man meistens einen wütenden, letzten Aufschrei und ein tiefes Schluchzen, verbunden mit Kuscheln und Auftanken bei Mama. Aus dieser tränenreichen Situation heraus erwächst das Kind dann gestärkt, denn es durfte etwas durchleben, was Realität ist, ohne dass der Schmerz beschwichtigt oder ins Moralische gedreht wurde. Es ist einfach, wie es ist.

Jede Sicht darf Platz haben

Ganz ähnlich ist es bei uns Erwachsenen auch. Der amerikanische Psychologe Dr. David Schnarch nennt das den Prozess der Differenzierung. Wir erleben, dass unsere Welt und die unseres Gegenübers nicht die gleiche ist. Wir erleben, dass weder unsere Welt die richtige ist, noch der andere einfach nur auf dem falschen Planeten lebt. Wir erleben, dass es zwei Wahrnehmungen gibt und dass es eine Wohltat ist, wenn beide Standpunkte Platz haben dürfen, ohne dass der eine schlechter oder besser ist und ohne dass einer der Beteiligten seine Position aufgeben muss, nur damit der Streit um das »Förmchen« aufhört und vermeintliche Ruhe herrscht.

Achtsam kommunizieren

Das Vishuddi Chakra lädt auf der einen Seite ein, sich seines Standpunktes in Bezug auf die eigene Motivation bewusst zu werden (wozu die Kinder auf dem Spielplatz aufgrund mangelnder Reife noch nicht in der Lage sind). In diesem erwachsenen Prüfungsprozess durchläuft man wie in den Chakrenkapiteln zuvor wieder die Chakrenleiter, um herauszufinden, ob der Standpunkt reinen Herzens ist oder sich irgendwo in den Tiefen der Schattenseiten eines Chakras verfangen hat. Gelangen Sie zu dem Schluss, dass Ihr Standpunkt auf einer soliden Basis aufbaut, zündet im Vishuddi Chakra die zweite Stufe: klare Position beziehen, ohne die andere Position abzuwerten. Das ist allerdings nicht einfach, denn wir gehen mit unserer Sprache oft ungeschickt um, und es fällt uns schwer, über uns zu sprechen statt über den anderen. Haben wir aber die ersten Stufen der Motivationsprüfung durchlaufen, können wir eigentlich schon ganz gut entspannen, denn wenn die Haltung stimmt, dann sind die Worte oft gar nicht

mehr so relevant. Und wer gut in sich verankert ist, wählt fast automatisch eine achtsame Kommunikationsweise.
So entsteht eine Verbindung, die fernab von faulen Kompromissen liegt, weil sie in der Klarheit und Reinheit Ihrer selbst begründet liegt. Und so kann sich auch der Schmerz über das Getrenntsein als Folge der Dualität auflösen, ohne die Dualität zu verleugnen oder als Machtinstrument einer Moraldebatte zu nutzen.

Klarheit im Alltag ausdrücken

- Wenn Sie sicher sein möchten, dass Ihre Klarheit nicht einfach ein verbales Feuerwerk in einer eloquenten Diskussion ist, werden Sie sich zunächst Ihrer Motivation bewusst.
- Erkennen Sie, dass Ihre Motivation unklar ist, wird es Ihre Sprache auch sein, und niemand wird Ihren Standpunkt berücksichtigen.
- Wenn Sie ein guter Kommunikator sind, überprüfen Sie ab und zu, ob Sie diese Fähigkeit nicht auch dafür einsetzen, Ihre Ziele zu erreichen, einfach weil Sie es können, und weniger, weil Sie davon überzeugt sind.
- Neigen Sie dazu, nach Überprüfung Ihrer Motivation zu schweigen, denken Sie daran, dass es nicht reicht, einen Standpunkt zu haben, sondern dieser auch geäußert werden will.

Vishuddi Yogasequenz

Diese drei Übungen fördern die Klarheit Ihres Bewusstseins und Ihrer Sprache: ❶ und ❷ Purwa Halasana (Vorbereitung zur Pflughaltung), ❸ und ❹ Viparita Karani Asana (Umkehrhaltung), ❺ und ❻ Anjali Mudra (Geste der Ehrerbietung).

- Kommen Sie in eine angenehme Rückenlage auf dem Boden, einer Decke oder Ihrer Yogamatte. Achten Sie darauf, dass die gesamte Rückseite des Körpers mit dem Boden in Kontakt ist und Ihr ganzer Körper aufmerksam ist.

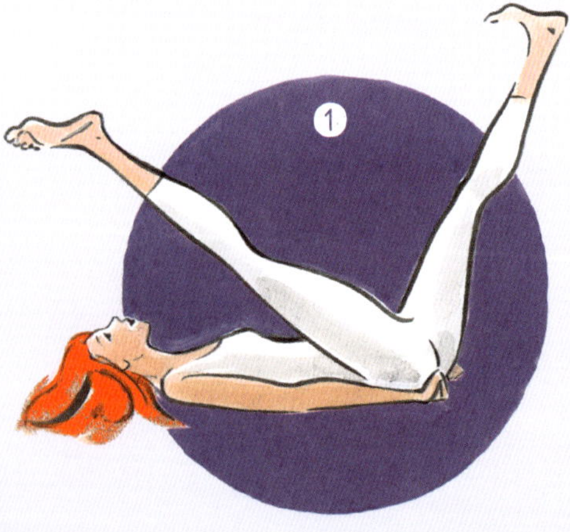

- Um den Nacken nicht zu überstrecken, ziehen Sie Ihr Kinn leicht zum Brustbein. Legen Sie dann Ihre Hände unter das Gesäß, die Sie zu Fäusten ballen oder übereinanderlegen können.

PURWA HALASANA

- Einatmung: Schwingen Sie Ihre Beine nach oben, bis diese sich leicht auf Sie zuneigen. Grätschen Sie in der Atemstille die Beine weit auseinander und führen Sie sie anschließend wieder zusammen. ❶
- Ausatmung: Lassen Sie die Beine langsam und synchron mit der Ausatmung wieder zum Boden sinken, legen Sie Ihre Hände und Arme neben den Körper. ❷

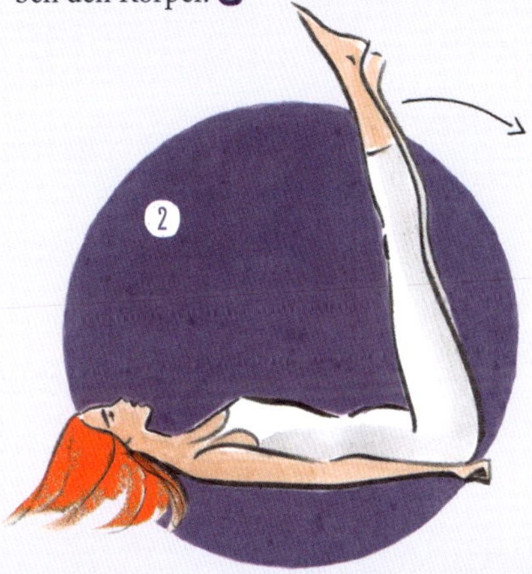

VIPARITA KARANI ASANA

- Einatmung: Winkeln Sie die Beine an und bringen Sie Ihre Knie zur Stirn. Stützen Sie das Gesäß mit den Händen und strecken Sie die Beine senkrecht nach oben. Wenn das nicht möglich ist, lassen Sie das Gesäß am Boden, legen die Hände darunter und führen die Übung aus. 3
- Ausatmung: Führen Sie die gestreckten Beine nach hinten, bis sie sich parallel zum Boden befinden. Lassen Sie die Hände an den Hüften. 4
- Mit der nächsten Einatmung bringen Sie die Knie wieder zur Stirn, greifen mit beiden Händen die Kanten der Matte und rollen den Oberkörper Wirbel für Wirbel zurück zum Boden.

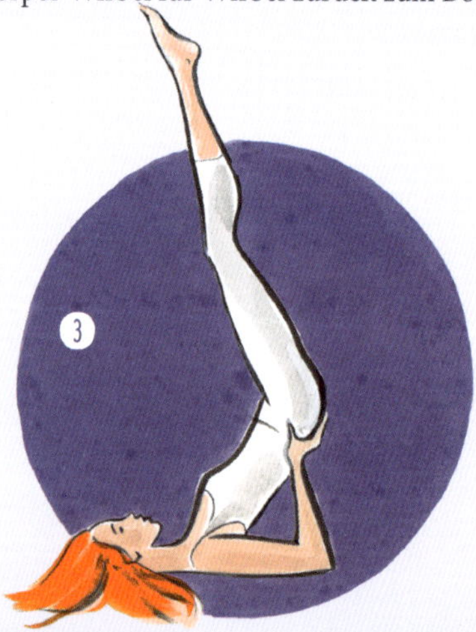

Hinweise zu Ablauf und Achtsamkeit

- *Achten Sie darauf, dass Ihr Oberkörper entspannt bleibt und Sie die Kraft aus Händen und Armen nehmen, die Sie zum Boden drücken können, und aus Ihrem Bauch und Unterleib.*
- *Die gesamte Übungssequenz – auch wenn sie Geschick in der Koordination der Beine erfordert – widmet sich ganz der Wahrnehmung am Kehlkopfbereich.*
- *Spüren Sie, wie sich der Kehlkopf in den ersten beiden Übungen verengt, weil sich das Brustbein immer höher zum Kinn hin bewegt.*
- *In der letzten Übung können Sie wahrnehmen, wie der Kehlkopf weit wird und die Energie nach oben zum dritten Auge steigt.*

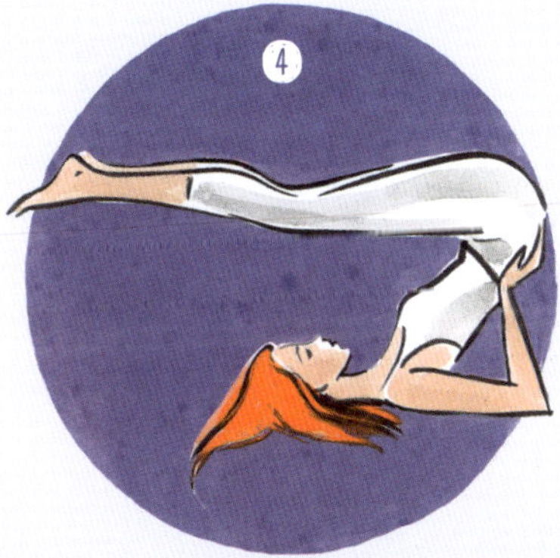

ANJALI MUDRA

- Einatmung: Stellen Sie die Füße mattenbreit auf und lassen Sie die Knie aneinandersinken, sodass sich der untere Rücken entspannen kann und der Kehlkopf nach der Verengung durch die vorherige Übung nun ganz frei liegt. 5
- Ausatmung: Legen Sie die Hände in der Gebetshaltung zusammen, indem Sie die Handflächen aufeinanderlegen. Dann bringen Sie die Daumenrücken zum Punkt zwischen den Augenbrauen und schließen die Augen. 6
- Nehmen Sie hier ein paar Atemzüge und spüren Sie die Entspannung, die von der entstandenen Weite im Kehlkopf bis zur Stirn strahlt. Dann lösen Sie die Haltung auf.

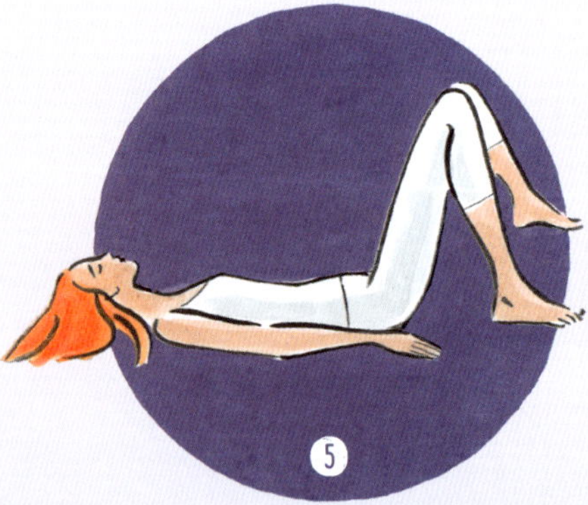

5

- Kommen Sie zum Sitzen für die letzte Übungssequenz. Falls Sie die Vishuddi Übungen wiederholen möchten, reduzieren Sie dies auf maximal zwei weitere Runden.

Wirkung

- *Der Bereich des Kehlkopfchakras wird durch die Verengung in den ersten beiden Übungen aktiviert und im Nachspüren der dritten Übung gelöst und weit, sodass mentale wie emotionale Offenheit spürbar werden kann.*
- *Die nach hinten ausgeführte Vorwärtsbeuge bei* ❹ *kann für Gleichmut und Entspannung sorgen.*
- *Ihre Konzentrationsfähigkeit kann sich bereits nach kurzer Zeit spürbar verbessern.*

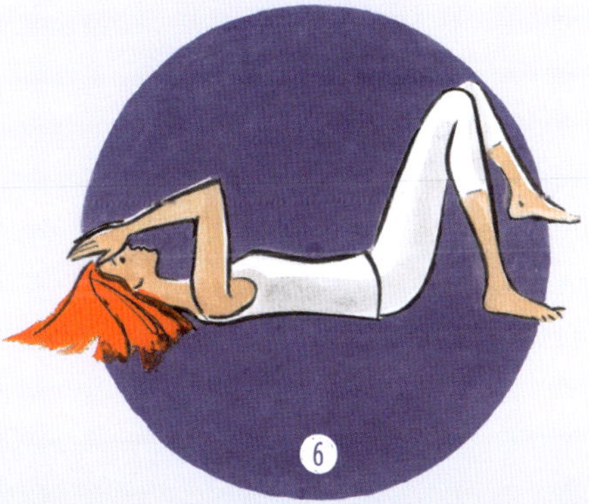

Vishuddi Meditation

Bekennen Sie sich mit dieser Meditation uneingeschränkt zur Klarheit in Geist und Herzen.

Ausgangshaltung: Nehmen Sie eine aufrechte Sitzposition ein. Gerne können Sie sich auch anlehnen. Wichtig ist, dass Ihr Nacken ganz entspannt sein und der Atem ungehindert über den Kehlkopf strömen kann. Legen Sie die Hände auf die Beine und verbinden Sie Daumen- und Zeigefingerspitze miteinander. Die Handflächen zeigen nach oben, um sich mit dem Element Äther zu verbinden. Atmen Sie ruhig und fokussiert durch die Nase ein und aus. Schließen Sie dabei gerne die Augen.

Aufmerksamkeit: Zunächst ist der Fokus auf der Nasenatmung, um in die Ruhe und Gelassenheit der Meditationshaltung hineinzufinden. Wenn dann der Fokus zum Kehlkopf wandert, achten Sie darauf, dass Sie Ruhe und Gelassenheit beibehalten und nicht kurzatmig werden.

Ausführung: Rollen Sie Ihre Zunge in der Mundhöhle nach hinten, sodass die Zungenspitze an den hinteren Bereich des Gaumens drückt (falls diese Haltung unangenehm wird, lösen Sie die

Zunge und fahren dann mit der Übung fort). Bringen Sie die Atmung zum Kehlkopf und atmen Sie, indem Sie die Stimmritze zusammenziehen, bis ein leicht hörbares Geräusch im Hals entsteht, das sich wie ein schlafendes Baby anhören kann.

Akzent: Nach ein paar Runden dieser sicher ungewöhnlichen Atmung verschieben Sie den Fokus vom physischen Konzentrationsaspekt auf Ihre mentale Entscheidung.

- Ressourcenstärkung: Haben Sie das Gefühl, ein recht klarer Mensch zu sein, und schöpfen Sie daraus Kraft, dann spüren Sie in der Meditation in die Gleichmäßigkeit des Atemrhythmus hinein und werden Sie innerlich stiller und stiller.
- Potenzialentfaltung: Möchten Sie Ihre innere Haltung prüfen und diese dann klar und deutlich zum Ausdruck bringen, richten Sie Ihre Wahrnehmung auf den langsamen Atem, der tief aus der Bauchgegend durch die Stimmritze fließt und sich sanft und stark zugleich anhört.

Führen Sie die gewählte Form der Meditation für einige Minuten in Stille aus. Dann beenden Sie die Meditation und spüren dem Erlebten im Sitzen oder Liegen nach.

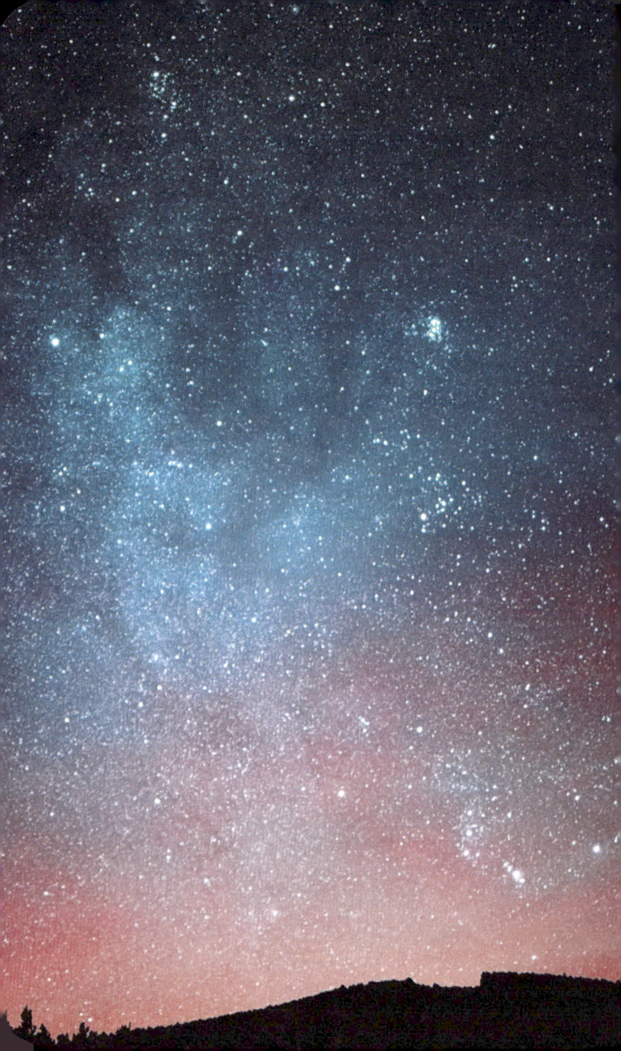

Über sich hinauswachsen

Verbinden Sie sich mit Ihrem innersten Kern und kehren Sie zu der Quelle zurück, der Sie entsprungen sind.

Sahasrara Chakra

Ein Chakra, bei dem es nicht mehr um Selbstfindung geht, sondern darum, im Zustand der Selbsterkenntnis anzukommen

Die Übersetzung von Sahasrara aus dem Sanskrit lautet: tausend. Diese Zahl steht für Unendlichkeit und im übertragenen Sinne für das endlose, das allumfassende, das transzendente Bewusstsein, das im Gegensatz zu unserem individuellen Bewusstsein steht.
Das Chakra verbindet die Individualität des Menschen – welche sich in den unteren Chakren gezeigt hat und die sich vermutlich mit dem Ende des irdischen Daseins auflöst – mit dem, was unvergänglich und fortwährend präsent ist, mit der göttlichen Natur des Menschen.

QUELLE DES REINEN BEWUSSTSEINS

Diesem Chakra wird der Zustand Samadhi (Erleuchtung) zugeschrieben. Samadhi ist der Zustand der Vereinigung und das höchste Ziel der Meditation. Shiva und Shakti, die im Anahata Chakra (siehe Seite 89) zusammentrafen und sich in Ajna als Ida und Pingala verbinden (siehe Seite 20), feiern hier so etwas wie eine mystische Hochzeit. Sie verschmelzen miteinander, so wie der Meditierende in diesem Zustand erlebt, dass er, der Erfahrende, die Erfahrung und das Erfahrene eins werden. Das Individuelle verflüssigt sich im Unendlichen und kehrt wie ein Tropfen, der sich irgendwann aus dem großen Meer gelöst hat, wieder zurück in die Weiten des Ozeans. Im Yoga wird diese Vereinigung als temporär angesehen, denn der Tropfen wird sich wieder aus dem Ozean lösen, um erneut in die Schöpfung einzugehen. Shiva und Shakti trennen sich also nach einer gewissen Zeit wieder und nehmen die Erfahrungen mit in eine erneute Chakrenreise.

Was sich anhört wie Sisyphosarbeit, ist aus einem yogischen Blickwinkel betrachtet das, was in der Einleitung des Buches schon mit dem Abstieg der Kundalini beschrieben wurde (siehe Seite 9): die Evolution des Yoga. Und dieser Prozess findet sowohl diesseits wie auch jenseits statt und sieht Vereinigung wie Teilung voraus, weil die Teilung der Schöpfung eine Voraussetzung für das Leben ist. Das macht Yoga zu einer so zugewandten Philosophie, die einerseits beflügeln und in höchste Sphären führen kann und andererseits dafür sorgt, dass wir besser in der diesseitigen Welt verankert sind und leben können.

Ein leuchtendes Ziel

In der Symbolik des Sahasrara Chakras dominiert ein leuchtender Lotus mit tausend Blütenblättern, der entweder in vielen Farben strahlt oder aber leuchtend rot-pink dargestellt wird. So wird der Wohnsitz des höchsten, transzendenten Bewusstseins als etwas Strahlendes symbolisiert, das durch seine Schönheit eine hohe Anziehungskraft besitzt und den Menschen zur Selbsterkenntnis animiert. Die Symbolik befindet sich fast ausschließlich jenseits dessen, was wir einordnen können: Das Chakra liegt außerhalb der Sinne und Sinnesorgane, ebenso wie es jenseits der Elemente oder der Tierwelt liegt. Einzig finden wir hier den Jyotir Lingam, Symbol des Lichts und damit des reinen Bewusstseins. Nichts, was wir hier finden, ist leicht verständlich, denn wie kann, was außerhalb der wahrgenommenen Welt liegt, in dieser Welt verständlich sein? Im Yoga sagt man, dass das möglich ist, indem man in den Zustand der Transzendenz gelangt, weil man hier erkennt, dass Atman (das Göttliche in uns) und Brahman (das Göttliche außerhalb von uns) gleichen Ursprungs sind.

Die Krone des Körpers

Die körperliche Dimension des Sahasrara Chakras liegt genau genommen außerhalb des Körpers und ist weniger als primär körperliche Ebene erfahrbar, sondern mehr als Aura zu bezeichnen. Und dennoch kann man, wie bei den anderen Chakren auch, einen Aktivierungspunkt wahrnehmen. Er befindet sich etwa da, wo man, anatomisch betrachtet, von der Fontanelle spricht. Dieser Bereich des Schädels von Neugeborenen weist noch keine knöchernen oder knorpeligen Strukturen auf und ist daher nach oben hin sehr durchlässig. Er symbolisiert im übertragenen Sinne die spirituelle Öffnung zu einem höheren Bewusstsein. In manchen Kulturen ist es deshalb fast eine Unart, Neugeborenen auf den Kopf zu fassen.

Chakrensymbolik auf einen Blick

- *Name: Sahasrara Chakra*
- *Andere Bezeichnungen: Scheitelchakra oder Kronenchakra*
- *Bedeutung: tausend*
- *Qualitäten: Transzendenz*
- *Schattenseiten: keine*
- *Element: keines*
- *Chakrentier: keines*
- *Geometrische Form: keine*
- *Farbe: viele Farben/leuchtendes Rot-Pink*
- *Lotusblätter: tausend*
- *Sitz: über dem Scheitel*
- *Aktivierungspunkt: Scheitelpunkt*
- *Sinn, Sinnesorgan: keines*

SPIRITUALITÄT MIT KOPF, HERZ UND HAND

Transzendenz ist ein Zustand, der in vielen Religionen und Philosophien mit anderen Begriffen bezeichnet, aber ähnlich bis gleich beschrieben wird: als Zustand, in dem man sich von seiner Individualität trennt und jenseits der eigenen Erfahrungswelt existiert. Spannend ist, dass es sogar innerhalb einer Disziplin wie dem Yoga verschiedene Begrifflichkeiten dazu gibt. Bezeichnet zum Beispiel Patanjali, der Begründer des Raja Yoga (Yoga der Meditation), diesen Zustand als Samadhi, so wird der gleiche Zustand im Kundalini Yoga (Yoga der Energie) als Sahasrara Chakra benannt. Die vielfältigen Bezeichnungen zeigen, dass man sich zunächst davon frei machen muss, auf eine Antwort zu hoffen, die das unfassbare Phänomen von Transzendenz einheitlich beschreibt. Vielmehr wird man hier aufgefordert anzunehmen, dass der eine von Einheit, der nächste von Stille und wieder ein anderer von Gott spricht.

Transzendenz persönlich nehmen

Hat man selbst noch nicht erlebt, was mit Transzendenz gemeint ist, ist man darauf angewiesen, sich auf die Erfahrungswelten anderer zu verlassen. Aus diesem Grund gibt es unter anderem Yoga- und Meditationslehrer, deren Aufgabe darin besteht, denjenigen, der nach Transzendenz strebt, auf seinem Weg zu unterstützen und ihm eine Idee davon zu geben, was der Zustand ist und wie man ihn erreicht. In diesem Übertragungsvorgang, in dem der Lehrer den Schüler an die Hand nimmt, liegt eine unglaubliche Zärtlichkeit und Schönheit und gleichzeitig eine große Gefahr. Denn wie soll man wissen, dass der Lehrer tatsächlich Transzendenz kennt und diese nicht als Mittel zum Zweck benutzt, um den Schüler in seine eigenen egozentrischen Glaubenssätze zu integrieren? Da so etwas auch heute immer wieder vorkommt, sind viele Menschen vorsichtig mit ihrem Zugang zur Transzendenz. Vielleicht hilft es hier, diesen Zugang als etwas sehr Persönliches zu begreifen, das, auch wenn man von anderen, erfahreneren Menschen lernt, nicht abzukoppeln ist vom eigenen gesunden Menschenverstand.

Vorsicht, Fluchtgefahr!

Dieses Buch baut, wie der Yoga auch, Schritt für Schritt darauf auf, sich besser kennenzulernen, um dann, schlussendlich, diese Erfahrungswelt hinter sich zu lassen. Dies geschieht jedoch durch Selbstrealisation und nicht ohne sie. Damit ist gemeint, dass man sich nur »auflösen« kann, wenn man sich vorher kennengelernt und sein ganzes Menschsein angenommen hat. Warum das so wichtig ist? Transzendenz könnte auch eine Flucht sein, ein mit spirituellen Argumenten untermauerter Weg, sich seiner weltlichen Verantwortung zu entbinden – etwa wenn gesagt wird, dass wir alle eins sind, ohne zu respektieren, dass wir hier in der Welt alle verschieden sind. Der Psychologe Dr. David Schnarch sagt, dass der Mensch, genauso wie er in anderen Menschen Bestätigung oder Sinn sucht, statt in sich selbst Halt zu finden (siehe Seite 113), auch in anderen Zuständen die Bestätigung seiner Identität suchen kann. Ist dies der Fall, wird die Unfähigkeit, sich hier in der Welt anzunehmen, zum Antrieb, sich im großen Ganzen zu verlieren. Geht man aber aus der Selbsterkenntnis und der Selbstannahme heraus in den größeren Zusammenhang, dann ist der Weg zur Transzendenz geöffnet.

Reif werden für die Stille

Transzendenz ist also keine Medizin für den gescheiterten Versuch im Hier und Jetzt mit sich und dem Leben klarzukommen, sondern vielmehr das Ergebnis des Prozesses, sich selbst anzunehmen und dann zu erkennen, dass man Teil von etwas Größerem ist. Deshalb ist der Weg zur Transzendenz keine Zauberei, sondern ein Weg der geduldigen Selbsterforschung und des stetigen inneren Wachstums. Je reicher man innerlich an

Erfahrungen wird, desto weniger haftet man diesen an und desto zugänglicher wird der Weg in den Zustand der Einheit. Dabei sollte man sich immer wieder klarmachen, dass ihm ein Reifungsprozess vorausgeht, das heißt, dass wir die Stufen der Chakrenleiter zuvor erklommen haben. Wichtig ist auch, dass der Zustand weder dauerhaft ist noch kalkulierbar, sondern zu Ihnen kommen wird, wenn Sie den Raum dafür öffnen und einer Übungspraxis folgen. Ob diese yogischer Natur ist oder aus Spaziergängen im Wald besteht, ist dabei nicht wichtig. Denn schließlich findet uns die Stille überall, wenn wir bereit sind.

Transzendenz in den Alltag integrieren

- Öffnen Sie sich zwischendurch immer mal wieder für die Möglichkeit, dass die Stille Sie ganz von alleine findet, indem Sie für Ruhe und eine entspannte Situation sorgen.
- Beschäftigen Sie sich täglich mit Ihrer vielfältigen Persönlichkeit. Dabei finden Sie vielleicht den inneren Beobachter, der bereits außerhalb Ihrer Individualität wartet.
- Wenn Sie den spirituellen Weg bereits gehen, machen Sie sich mit dem Abstieg der Kundalini vertraut und integrieren Sie Ihre Erfahrungen immer mehr in Ihr alltägliches Leben, statt sich vom Alltag zurückzuziehen.

Sahasrara Yogasequenz

Sprengen Sie mit diesen Übungen Ihre Grenzen und wachsen Sie über sich selbst hinaus: 1 und 2 Bhairava Mudra (Geste des Gebens), 3 und 4 Prana Mudra (Anrufung der Energie), 5 und 6 Bhairavi Mudra (Geste des Empfangens).

- Kommen Sie in eine angenehme und aufrechte Sitzposition, egal ob im Fersensitz, mit gekreuzten Beinen oder auf einem Stuhl. Richten Sie Ihre Wirbelsäule vom Becken aus nach oben hin auf, indem Sie der natürlichen S-Form der Wirbelsäule folgen.

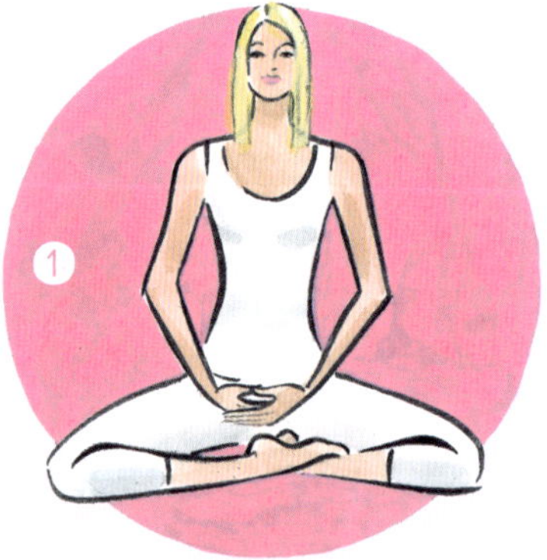

- Sie können die Sequenz auch gerne mit offenen Augen üben. Achten Sie dabei lediglich darauf, dass Sie einen Fixpunkt vor sich wählen, damit auch bei offenen Augen Ruhe einkehren kann.

BHAIRAVA MUDRA

- Einatmung: Legen Sie die Hände auf den Beinen ab, die Handflächen weisen nach oben, die rechte Hand ruht in der linken. Spüren Sie, wie sich Ihr Atem von den Händen weg entlang der Körpermitte nach oben bewegt. 1
- Ausatmung: Entspannen Sie den ganzen Körper und schließen Sie die Augen, während der Atem wieder zurückfließt und in der rechten Handfläche zu ruhen kommt. 2

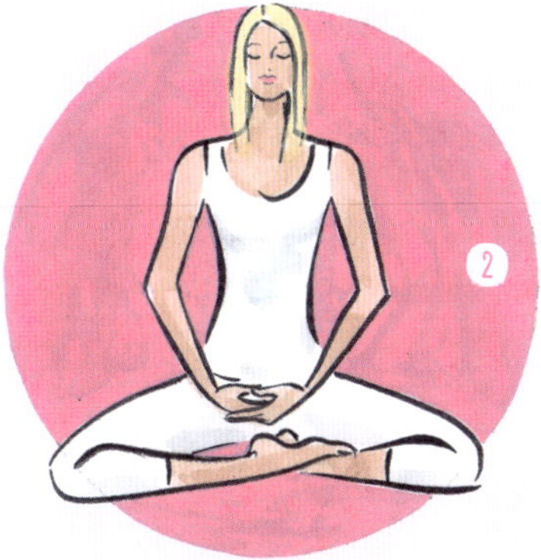

PRANA MUDRA

- Einatmung: Drehen Sie die Hände so, dass die Handflächen zum Körper zeigen, wobei sich die Mittelfinger als Anhaltspunkt berühren. Führen Sie die Hände mit der Einatmung dicht am Körper entlang der Körpermitte nach oben bis zum Augenbrauenzentrum, ohne dass die Handflächen den Körper berühren. Öffnen Sie die Arme auf Schulterhöhe zu den Seiten. 3
- Ausatmung: Führen Sie die Hände mit einer gleichmäßigen, bewussten Ausatmung wieder zurück zum Augenbrauenzentrum und dann weiter entlang der Körpermitte wieder zurück in den Schoß, wobei die Handinnenflächen wieder zum Körper zeigen (zum Anschluss siehe Seite 138). 4

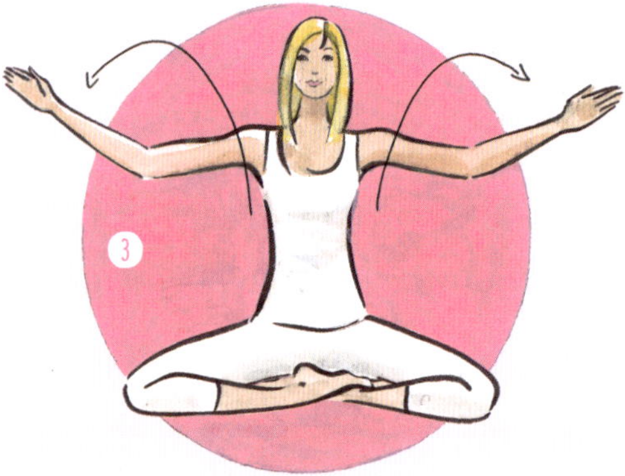

Hinweise zu Ablauf und Achtsamkeit

- *Eine bequeme Sitzhaltung ist wichtig, damit Sie sich auf die inneren Prozesse im Körper konzentrieren können. Ihr Oberkörper sollte maximal aufgerichtet sein, sodass der Atem fließen kann.*
- *Ihre Handinnenflächen sind in dieser Sequenz Ihre Antennen: Liegt die rechte Hand oben, spüren Sie Ihre Kraft zu geben. Liegt die linke Hand oben, spüren Sie Ihre Kraft des Empfangens. Zeigen Ihre Handflächen zum Körper, erspüren Sie alle in den vorherigen Sequenzen angesprochenen Chakrenpunkte. Und wenn Sie die Arme zu den Seiten ausbreiten, können Sie in den Handinnenflächen eine Kraft wahrnehmen, die von außen in Sie hineinfließt.*

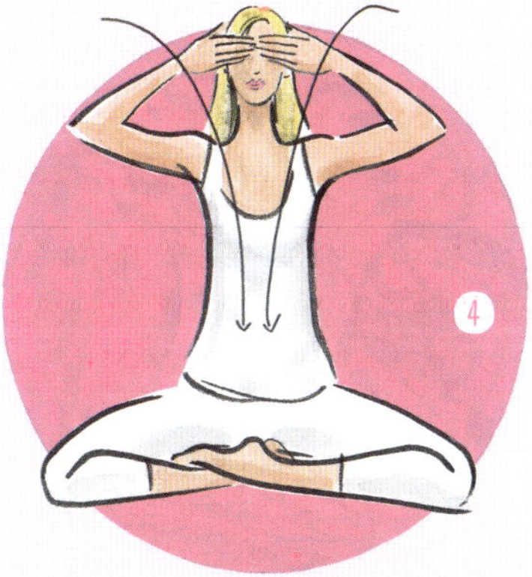

BHAIRAVI MUDRA

- Einatmung: Legen Sie die Hände, die aus Prana Mudra wieder zurückkommen, in den Schoß wie zu Beginn der Sequenz, nur dass nun die linke Hand in der rechten Hand ruht und sich der linke Handrücken in die rechte Schale der Handinnenflächen schmiegt. Die Daumenkuppen dürfen sich hier berühren. 5
- Ausatmung: Lösen Sie die Hände wieder. Atmen Sie dann normal weiter und reiben Sie Ihre Handflächen aneinander, sodass Wärme entsteht. Legen Sie die Handinnenflächen auf die Augen und spüren Sie in die Stille der Dunkelheit hinein. Entfernen Sie die Hände ein Stück, öffnen Sie dann Ihre Augen und schauen Sie direkt in Ihre Handinnenflächen. 6

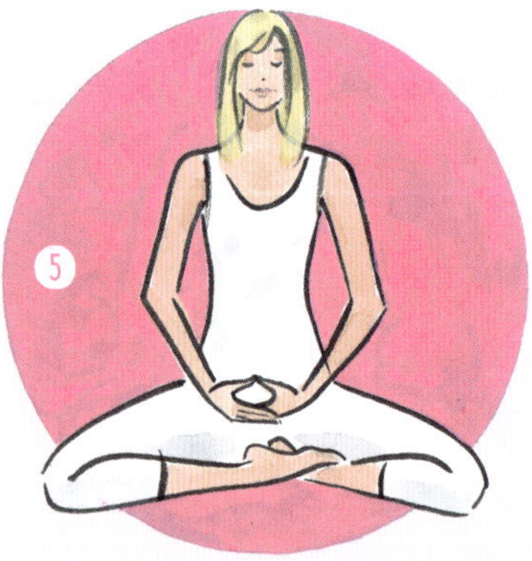

- Bringen Sie die Hände in der Gebetshaltung vor dem Herzen zusammen und neigen Sie Ihr Kinn zum Brustbein. Richten Sie den Kopf wieder auf und lassen Sie die Sequenz (oder die Sequenzen) nachwirken.

Wirkung:

- *Die im Yoga wichtigen Aspekte von Aktivität (rechte Seite) und Passivität (linke Seite) werden in Einklang gebracht, wodurch ein Gefühl von innerem Frieden und Stille entstehen kann.*
- *Die Chakrenzentren werden durch Ihre Hände »berührt« und dadurch integriert, sodass ein Gefühl der Ganzheitlichkeit spürbar werden kann.*
- *Durch die Öffnung der Hände zum Himmel können Sie abgeben, was nicht in Ihrer Macht liegt.*

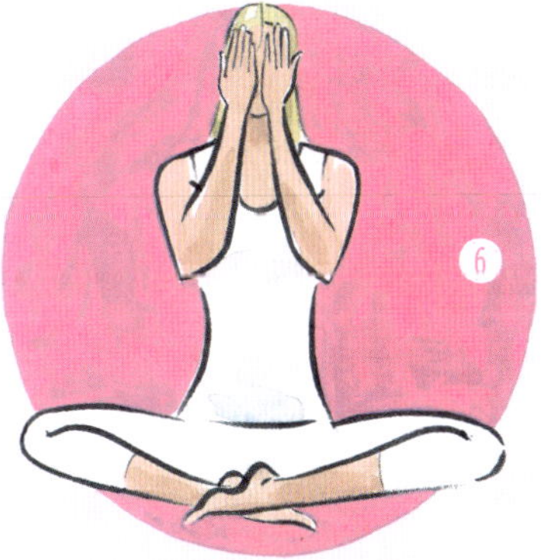

Sahasrara Meditation

Tauchen Sie in die innere Stille ein und erfahren Sie die Dimensionen reinen Bewusstseins.

Ausgangshaltung: Nehmen Sie eine Ihnen vertraute und angenehme Sitzposition ein, die Sie mühelos für circa 15 Minuten halten können, und richten Sie Ihren Oberkörper so präsent wie möglich auf. Entspannen Sie dann den ganzen Körper und schließen Sie die Augen.

Aufmerksamkeit: In dieser Meditation liegt die ganze Aufmerksamkeit auf Ihren Sinnen, den Sinnesorganen und den Sinneseindrücken. Zunächst klingt das wenig nach Stille, doch da Sie mithilfe Ihres inneren Beobachters, der nicht wertet, alles von außen betrachten, kann Ihr Geist still werden, selbst dann, wenn Sie Ihre Wahrnehmung auf Geräusche lenken.

Ausführung: Richten Sie Ihre Aufmerksamkeit auf die Geräusche in Ihrer Umgebung. Fokussieren Sie zunächst ein Geräusch, das besonders deutlich an Ihr Ohr dringt. Schenken Sie diesem Geräusch Ihre ungeteilte Aufmerksamkeit, indem

Sie wahrnehmen, wie ein Dreiklang entsteht zwischen dem Ohr, dem Hören und dem Objekt, von dem das Geräusch herrührt. Nehmen Sie die Haltung eines Beobachters ein, ohne den Vorgang zu bewerten. Sobald Sie das Gefühl haben, innerlich ruhig zu werden, wenden Sie sich einem anderen Geräusch zu. Fahren Sie so lange mit der Übung fort, bis Sie immer stiller und stiller werden.

Akzent: In dieser Meditation, die sich an die Stille richtet, geht es nicht mehr um Ressourcenstärkung oder Potenzialentfaltung, sondern um den nichtdualen Zustand. Sie werden die Dualität bis zu einem gewissen Grad zwar immer wahrnehmen, weil es Sie, den Hörenden, und das Gehörte gibt. Es wird jedoch auch passieren, wenn auch nur für einige Momente, dass Sie in den Zustand der Stille hineingleiten. Das wird vermutlich nur für einige Momente anhalten, meistens so lange, bis Sie merken, was da passiert. Verbinden Sie sich immer öfter mit diesen Momenten, die trotz Ihrer Kürze einen unglaublichen Reichtum an lang anhaltender Wirkung bereithalten.

Nehmen Sie am Ende der Meditation erst den Atem, dann die Bewegungen des Körpers durch den Atem wahr. Dann legen Sie sich auf den Rücken, decken sich zu und spüren der Stille nach.

BÜCHER, DIE WEITERHELFEN

Swami Satyananda Saraswati: **Asana, Pranayama, Mudra, Bandha.** Ananda Verlag

Swami Satyananda Saraswati: **Kundalini Tantra.** Ananda Verlag

Dr. Rishi Vivekananda: **Practical Yoga Psychology.** Ananda Verlag

AUS DEM GRÄFE UND UNZER VERLAG

Hoffmann Ulrich: **Mini-Meditationen**

Mannschatz, Marie: **Buddhas Anleitung zum Glücklichsein (mit CD)**

Trökes, Anna/Knothe, Bettina: **Yoga-Glück (mit CDs)**

Trökes Anna: **Das große Yoga-Buch**

Trökes, Anna: **Yoga Hausapotheke**

Trökes, Anna: **Der kleine Alltagsyogi**

Trökes, Anna: **Yoga. Mehr Energie und Ruhe (mit CD)**

Wittstamm, Willem: **Yoga für Späteinsteiger (mit DVD)**

BÜCHER VON KATHARINA MIDDENDORF

Middendorf, Katharina: **360 Grad.** Theseus Verlag

Middendorf, Katharina / Sturm, Ralf: **Bereit für die Liebe.** Kamphausen Verlag

Middendorf, Katharina / Sturm, Ralf: **Happy-End im Kopfkino.**

ADRESSEN & WEBSITES

Katharina Middendorf nivata®
km@nivata.de, www.nivata.de, middendorf-sturm.de

Mehr Informationen zu Satyananda Yoga:
satyananda-yoga.de, esyf.eu, biharyoga.net

ÜBER DIE AUTORIN

Katharina Middendorf ist Autorin, Yoga-Therapeutin und deutschlandweit bekannte Expertin für kreative Sequenzen wie den Mondgruß oder Götter-Yoga. Als Gründerin von nivata® bildet sie Yogalehrer in der nivata®Tradition aus und fort. Die von ihr entwickelte Ausbildung zum »Teacher of Stillness« ist ein außergewöhnliches Ausbildungsformat, das Menschen befähigt Stille zu leben und weiterzugeben. Katharina lebt mit ihrem Partner Ralf Sturm und vier Kindern in Berlin.

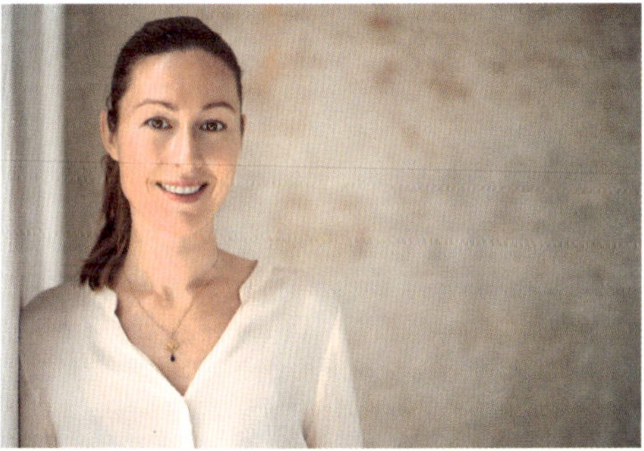

IMPRESSUM

© 2017 GRÄFE UND UNZER VERLAG GmbH, München

Alle Rechte vorbehalten.

Projektleitung: Ilona Daiker

Lektorat: Ulrike Auras

Umschlaggestaltung und Layout: h3a GmbH, München

Bildnachweis: Alamy: Seite 16; Getty Images: Seite 2, 52, 88, 106, 124; IStock: Seite 4, 14; Shutterstock: Seite 34; Stocksy: Seite 70

Illustrationen: Nike Schenkl (Yoga-Figurinen), Katharina Middendorf (Chakrensymbole)

Syndication: www.seasons.agency

Herstellung: Martina Koralewska

Satz: Reemers Publishing Services GmbH, Krefeld

Repro: Repro Ludwig, Zell am See

Printed in China

ISBN 978-3-8338-5983-0

4. Auflage 2020

www.facebook.com/gu.verlag

GRÄFE UND UNZER

Ein Unternehmen der
GANSKE VERLAGSGRUPPE

QUALITÄTS GU GARANTIE

DIE GU-QUALITÄTS-GARANTIE

Wir möchten Ihnen mit den Informationen und Anregungen in diesem Buch das Leben erleichtern und Sie inspirieren, Neues auszuprobieren. Alle Informationen werden von unseren Autoren gewissenhaft erstellt und von unseren Redakteuren sorgfältig ausgewählt und mehrfach geprüft. Deshalb bieten wir Ihnen eine 100%ige Qualitätsgarantie. Sollten wir mit diesem Buch Ihre Erwartungen nicht erfüllen, lassen Sie es uns bitte wissen! Wir tauschen Ihr Buch jederzeit gegen ein gleichwertiges zum gleichen oder ähnlichen Thema um.
Wir freuen uns auf Ihre Rückmeldung, auf Lob, Kritik und Anregungen, damit wir für Sie immer besser werden können.

GRÄFE UND UNZER Verlag
Leserservice
Postfach 86 03 13
81630 München
E-Mail:
leserservice@graefe-und-unzer.de

Telefon: 00800/72 37 33 33*
Telefax: 00800/50 12 05 44*
Mo–Do: 9.00 – 17.00 Uhr
Fr: 9.00 – 16.00 Uhr
(gebührenfrei in D, A, CH)*

Ihr GRÄFE UND UNZER Verlag
Der erste Ratgeberverlag – seit 1722.

KGS

Die GU-Homepage finden Sie unter www.gu.de